MIRIAN GOLDENBERG ADÃO ITURRUSGARAI

TUDO O QUE VOCÊ NÃO QUERIA SABER SOBRE SEXO

{ *introdução* }

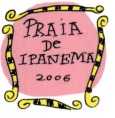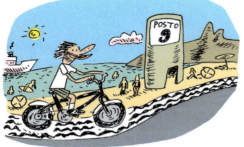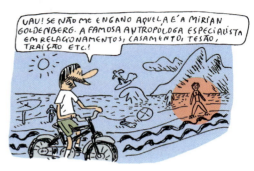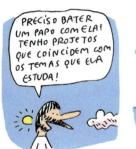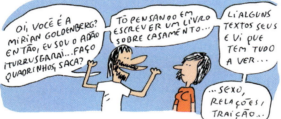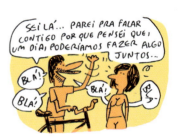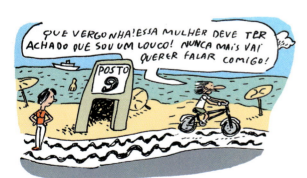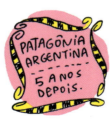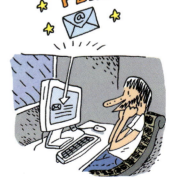

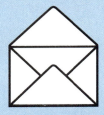

● **mirian** para adão   domingo   12 de dezembro de 2010   1:19h

Oi, Adão,
Tudo bem?
Lembra que você me parou um dia em Ipanema (você estava de bicicleta) para dizer que tem muito interesse em textos sobre casamento?
Bom, me lembrei disso, pois estou com um projeto muito interessante.
Gostaria de conversar com você sobre ele.
Acho que você vai gostar da ideia.
Um beijo,
Mirian Goldenberg

• **adão** para mirian   quarta-feira   15 de dezembro de 2010   11:26h

oi, mirian,
óbvio que me lembro de você.
o único problema é que agora estou morando meio longe... no uruguai.
você poderia me adiantar algo por e-mail?
beijos,
adão

• **mirian** para adão   quarta-feira   15 de dezembro de 2010   12:46h

Oi, Adão,
Que bom que você lembra.
Estou com um projeto bem bacana e queria convidar você para participar dele.
Nos últimos 20 anos realizei três grandes pesquisas (quase 4 mil questionários, centenas de entrevistas e grupos de discussão).
Os temas são:
1. representações e diferenças entre homem e mulher;
2. casamento e família, novas conjugalidades;
3. sexualidade;
4. infidelidade;
5. intimidade;
6. corpo;
7. risada.
Esses são os grandes temas.
Também tenho dados qualitativos e quantitativos sobre desejos, invejas, medos, expectativas, sonhos etc.
Nos últimos anos, escrevi uma coluna para o Jornal do Brasil e, desde maio de 2010, escrevo para a Folha de S. Paulo.
Tenho 17 livros publicados, dou muitas palestras, conferências, cursos e consultorias.
Sou professora da UFRJ, também dou aulas como professora convidada na Casa do Saber, COPPEAD e SENAI.
Minhas últimas colunas na Folha provocaram a reação de dezenas de leitores que enviaram e-mails (você pode ler no meu site www.miriangoldenberg.com.br, em notícias).
Meu projeto: selecionar os resultados dessas pesquisas, os dados mais interessantes e publicar um livro com os "melhores momentos", as ideias realmente criativas, originais, provocativas, que façam os leitores de diferentes idades (de adolescentes a velhinhos) pensarem sobre homens e mulheres no Brasil. Quero que os leitores brinquem com o livro, respondam às questões das minhas pesquisas e reflitam seriamente sobre as diferenças de gênero.
Agora, o meu convite: quero muito que você seja coautor do livro!
Você criaria uma ilustração, situações e personagens para cada uma das ideias.
Assim, em cada página do livro, haveria um pequeno texto meu e um desenho seu.
A Editora Record poderia fazer um livro muito bonito e caprichado.

Dividiríamos os direitos autorais.
Tenho certeza que o livro será um grande sucesso!
E pensei imediatamente em você por dois motivos: gosto muito do seu trabalho (tem tudo a ver com minhas pesquisas) e lembrei da nossa conversa em Ipanema.
O fato de você morar longe não seria um problema.
Posso enviar tudo por e-mail.
Espero que você goste do projeto.
Beijos,
Mirian

• adão para mirian **quinta-feira** **16 de dezembro de 2010** **20:27h**

oi, mirian,
claro que me lembro de você. depois do nosso encontro, minha vida deu tantas reviravoltas:
• me separei;
• me casei com uma argentina;
• virei residente argentino;
• tive um casal de filhos (já estava desistindo da assustadora ideia);
• fui morar na patagônia;
• e agora estou no uruguai... em punta del este... sobrevivendo ao casamento, aos trancos e barrancos, e tentando criar os filhos da maneira mais legal possível (tarefa próxima do impossível rsrs).
a ideia do seu livro casa direitinho com as ideias que passam pela minha cabeça. há anos que penso em escrever e ilustrar um livro sobre infidelidade, casamento, separação, tesão, falta de tesão etc. cheguei a pensar em escrever um livro sobre casamento porque me dei conta de que tenho uma quantidade enorme de piadas sobre o tema. já casei umas três vezes e sou quase phd no assunto.

*****

putz, nem sabia que você estava escrevendo pra folha. que falha! há anos que estou fora do brasil e é raro eu conseguir a edição em papel. e ler no digital... I just can't do it!

*****

a ideia seria "meiar" um livro? se entendi direito, acho ducaralho! afinal, amo todos os temas que você estuda. por isso abordei você aquele dia na rua... você poderia escrever um texto e eu faria um cartum de uma página, ou uma tira (com formato de página), sobre o mesmo assunto, sei lá... bom... podemos combinar os detalhes depois.
vamos continuar conversando sobre o assunto? rolar a bola para a frente?
humm... por enquanto é isso.
beijão,
adão

• mirian para adão   quinta-feira   16 de dezembro de 2010   20:56h

Adão,
Que delícia!!
Você entendeu direitinho....
Vou selecionar os melhores momentos de 20 anos de pesquisas.
Trechos curtos.
Uma página para a minha ideia, e uma para a sua.
Vamos fazer um livro bem bacana.
Vai ser um sucesso!
Beijos,
Mirian

• mirian para adão   quinta-feira   23 de dezembro de 2010   08:00h

Oi, Adão,
Tudo bem?
No domingo, conversei com Luciana Villas Boas, diretora editorial da Record.
Ela ficou muito entusiasmada com nosso projeto. Muito mesmo!!!!!
Prometeu que fará uma edição muito caprichada.
Minha ideia é enviar para você, entre janeiro e fevereiro, a seleção de textos
para o nosso livro.
Por enquanto, estou enviando, em anexo, meu último livro sobre traição,
"Por que homens e mulheres traem?" (de julho de 2010).
Se quiser (e tiver tempo), você poderia destacar os trechos que considerar mais
interessantes. São capítulos curtinhos. Se não tiver tempo, aguarde meus textinhos para
o nosso livro.
Um beijo grande e até breve,
Mirian

• adão para mirian   quinta-feira   23 de dezembro de 2010   10:50h

mirian!!!
tudo bem. e por aí?
putz, então nosso 2011 vai começar e terminar lindo, hein???
vou baixar seu livro sobre traição.
depois espero seus textos.
vou fazer uns desenhos para ver como saem... para a gente sentir a pegada!
legal que querem caprichar na edição.
então vou sugerir desenhos coloridos à aquarela. seria luxo total, não?
beijo grande,
adão

mirian para adão   sexta-feira   24 de dezembro de 2010   8:00h

adão!!!!
tudo muito muito bom por aqui.... e por aí?
nosso 2010 vai acabar gostoso e nosso 2011 será muito, muito mais. com um projeto tão bacana!
duas coisinhas que lembrei: a luciana, da record, acha que vamos fazer mais sucesso do que
a maitena. está apostando nisso!
outra: reparou uma coisa? você é adão, eu mirian/maria... bem
bíblico o nosso livro, não? podemos brincar com isso na apresentação.
fiquei tentando combinações... miriandão, miriadão, miradão, miadão, mariadão, maridão...
beijo grande,
mirian

adão para mirian   sexta-feira   24 de dezembro de 2010   9:48h

mirian!!
por aqui tudo bem... chuva no 24... pra mim está ótimo, a temperatura baixa.
preparando o vinho, a cerveja e a parrilla.
uau! vamos fazer mais sucesso do que a maitena??? assim espero... ela mora numa mansão
a 120 quilômetros daqui, na praia la pedrera!!!
será o livro mais bíblico depois da própria bíblia rsrs.
boas festas!
beijo grande,
adão

mirian para adão   segunda-feira   10 de janeiro de 2011   10:11h

oi, adão, tudo bem?
FELIZ 2011, com muito, muito, muito sucesso para o nosso livro.
comecei o ano muito animada com o nosso projeto.
estou enviando duas ideias.
só para começar a nossa conversa.
um beijo e até breve,
mirian

adão para mirian   terça-feira   11 de janeiro de 2011   9:26h

tudo bem, mirian... e por aí?
eu estou muito animado com 2011, com certeza vai ser um bom ano.
já vou dar uma lida nas ideias.
beijos,
adão

● **mirian** para adão   terça-feira   11 de janeiro de 2011   10:13h

adão,
são só ideias para o início da nossa conversa.
segue mais uma....
depois, na apresentação do livro, falamos que tudo é baseado nas minhas pesquisas
quantitativas e qualitativas etc. podemos até escrever juntos o início, como nos
conhecemos...
beijos,
mirian

● **adão** para mirian   sexta-feira   14 de janeiro de 2011   10:50h

oi, mirian, bom dia!
imprimi seus dois textos (falta e inveja) e já fiz dois cartuns com base nos textos. o legal é
que da minha parte a coisa flui de maneira natural. esses temas estão na ponta da minha
língua (não seria na ponta do lápis?).
enfim... vou fazer uns esboços e depois envio para decidirmos como vamos trabalhar.
o que acha? (acabou de pousar uma joaninha no meu laptop. isso só pode ser sinal
de boa sorte.)
beijão,
adão

● **mirian** para adão   sexta-feira   14 de janeiro de 2011   11:13h

oi, adão,
que delícia!!!!!!!!!!!
acho maravilhoso!
na ponta da língua e do lápis!
a joaninha é sinal de boa sorte e de muito mais!
beijo,
mirian

● **adão** para mirian   sexta-feira   14 de janeiro de 2011   11:53h

mirian,
recebi o outro texto (todo homem é... toda mulher é...) e já rabisquei algumas ideias.
disse que tava fluindo bem, né?
tipo sem brochadas re re re
beijos,
adão

● **mirian** para adão   sexta-feira   14 de janeiro de 2011   12:26h

adão,
que bom!!!!!
eu também estou fluindo bem.
agora estou fazendo o de traição (você vai gostar!)
beijos,
mirian

● **adão** para mirian   sexta-feira   14 de janeiro de 2011   12:58h

traição é a especialidade do ser humano...

● **mirian** para adão   sexta-feira   14 de janeiro de 2011   13:11h

você vai adorar esse...
as mulheres de vítimas, traindo, mas culpando os maridos!!! tadinhas delas!

● **adão** para mirian   sexta-feira   14 de janeiro de 2011   13:21h

mirian,
vou precisar saber dois detalhes:
1. você me disse que a record quer fazer um livro bonitão... você acha que eu posso colorir os cartuns? isso pode valorizar bastante nosso livro...
hoje em dia, livro colorido não é nenhum bicho de sete cabeças... antigamente era complicado
2. formato! tamanho não é documento, mas...
beijos,
adão

● **mirian** para adão   sexta-feira   14 de janeiro de 2011   13:25h

adão,
vou perguntar para a editora e dou um retorno, ok?
o que você sugere?
aí pergunto para ela.
coloque tudo o que você gostaria na sua sugestão.
beijos,
mirian

● **adão** para mirian   sexta-feira   14 de janeiro de 2011   14:04h

mirian,
não há muitos mistérios.

acho legal que seja um formato tradicional, vertical.
o quadrinho fica mais legal no formato vertical.
não precisa ser grandão...
e sugiro COLORIDO.
beijos,
adão

● **mirian** para adão   sexta-feira   14 de janeiro de 2011   16:12h

adão,
já recebi a resposta da nossa editora:
"o adão tem razão sobre cor e formato."
traduzindo: você pode decidir cor e formato!
beijos,
mirian

● **adão** para mirian   sexta-feira   14 de janeiro de 2011   16:56h

ok, mirian, quatro cores.
e juntos decidiremos o formato do livro: tradicional ou álbum de quadrinhos (tipo tintim).
passo a bola para você.
pense em como ficará melhor o seu texto.
página grande? página normal? grande? normal?
beijos,
adão

● **mirian** para adão   domingo   16 de janeiro de 2011   19:28h

adão,
acho que você tem muito mais experiência e senso estético para escolher cores e formatos.
quero que o livro fique lindo!!!! interessante, engraçado e lindo!!!!
beijos,
mirian

● **adão** para mirian   segunda-feira   17 de janeiro de 2011   14:09h

oi, mirian,
seguem quatro cartuns baseados (inspirados) em seus textos.
são esboços. vou dar uma melhorada (mas não muito, rsrs) na arte-final.
é para ver se você curte a pegada.
beijão,
adão

• mirian para adão   segunda-feira   17 de janeiro de 2011   19:21h

oi, adão,
adorei!!!!!!!!!!!!!!!!!!!
gosto muito da pegada. muito mesmo!
gosto muito das cores também.
o do todo homem é... e toda mulher é... está sensacional!
vai dar o maior samba!!!!
só para você saber:
no texto sobre o que as mulheres invejam nos homens, destaquei
LIBERDADE
e
FAZER XIXI EM PÉ
pois são as respostas mais frequentes...
estou muito animada com o nosso livro!
beijos,
mirian

• adão para mirian   segunda-feira   17 de janeiro 2011   19:24h

mirian,
que bom que você curtiu.
depois (com suas sugestões) podemos dar uma melhorada no texto dos quadrinhos, por
exemplo, colocar "liberdade" e "xixi em pé".
acho que a gente vai se acertar à medida que a coisa anda.
que bom que você gostou, que bom.
vamos nessa!
beijão,
adão

• mirian para adão   segunda-feira   17 de janeiro 2011   19:39h

adão,
gostei sim, MUITO!!!!
e, o mais importante, ri bastante! é o que quero para o nosso livro. que as
pessoas riam e pensem...
acho que você pode fazer mais cartuns para cada tema, para equilibrarmos
texto e cartuns...
já temos:
falta
inveja
todo homem é...
toda mulher é...

sexo – número de parceiros
vou fazer ainda outros temas:
atração
atração sexual
vida sexual
classificados
modelo de casamento
infidelidade
defeitos dos parceiros
parceiro desejado
risada
vamos nessa!
beijos,
mirian

● **adão** para mirian   segunda-feira   17 de janeiro 2011   19:49h

mirian,
que bom, que bom!
então vou soltar o verbo (e a mão) e produzir mais.
vou começar a fazer as artes-finais.
senão a coisa vai empilhando e complica.
beijão,
adão

● **mirian** para adão   segunda-feira   17 de janeiro 2011   19:51h

adão,
solte o verbo e a mão... produza bastante....
pode ser bem sacana (como você foi no desenho do capítulo toda mulher é...)
também já estou revisando para não deixar tudo para o final...
não paro de ter ideias...
beijos,
mirian

● **mirian** para adão   quinta-feira   3 de fevereiro de 2011   0:15h

adão,
recebi os cartuns.
ADOREI!!!!!
ri muito!
você está inspirado!
que bom!!!!!!

ansioso com a estreia de aline?????
beijo,
mirian

• **adão** para mirian   quinta-feira   3 de fevereiro de 2011   9:59h

oi, mirian,
legal que você está curtindo.
vamos ver o que eles fazem com a aline nessa nova temporada.
eles tiveram que mexer muito na personagem... eu permiti.
de qualquer forma, se eu não permitisse não haveria acordo.
e "vamo que vamo".
tenha mais ideias, mais e mais...
se eu não tivesse dois filhos e uma tira diária, a coisa andaria mais rápido.
mas é melhor nesse ritmo.
o que importa é que a gente está se acertando, não?
afinal, valeu o encontro de bicicleta na rua.
beijão,
adão

• **mirian** para adão   sexta-feira   4 de fevereiro de 2011   11:53h

adão,
não vejo tv, mas vi aline (em sua homenagem).
dois caras apaixonados por ela (e nesse primeiro episódio ainda havia um terceiro, lindo, rico e apaixonadíssimo)... tudo o que uma mulher quer...
fez lembrar o depoimento de um engenheiro de 54 anos:
"É impossível dar a uma mulher tudo o que ela quer e precisa.
Seria perfeito se cada uma tivesse pelo menos três homens. Um para o sexo gostoso, romance, paixão. Outro para o carinho, a proteção, a atenção. E o terceiro para conversar, assistir a filmes inteligentes, discussões filosóficas. Acho que seria bom também ter um quarto homem cheio de grana, para pagar todas as contas, viagens para o exterior, restaurantes sofisticados, presentes caros. E um quinto que saiba fazer elas darem boas risadas. E também um coringa, para suprir as faltas dos outros. O problema é que elas querem tudo isso e muito mais em um homem só. Que homem pode dar conta de tudo o que uma mulher quer?"

• **adão** para mirian   sexta-feira   4 de fevereiro de 2011   11:53h

que legal que você viu aline. eu também não vejo muita televisão. vou ver se assisto depois que alguém colocar no youtube.
sim, ela é tudo o que uma mulher quer, ou não? rsrs
tenho um amigo que diz que a mulher é "uma máquina de querer".
essa é boa, não?

esse depoimento do engenheiro é ótimo.
beijão,
adão

• mirian para adão   sexta-feira   4 de fevereiro de 2011   12:04h

ADOREI os cartuns!!!!!
você me faz rir, sabia?
tudo o que uma mulher quer é dar mais risadas.
essa parte da minha pesquisa envio em breve!
beijos,
mirian

• adão para mirian   quinta-feira   10 de fevereiro de 2011   11:34h

mirian,
os textos são ótimos. já tem humor por si só...
esses "ter como parceiro/a" são hilários!!!!
"a minha, menos peluda"
rarararara
casou com a mulher barbada do circo???
beijão,
adão

• mirian para adão   sexta-feira   11 de fevereiro de 2011   11:25h

adão,
ontem, a patrícia kogut no globo deu nota 10 para a aline:
"Para 'Aline', que, além de uma graça, é algo totalmente diferente do que se está acostumado a
ver na TV aberta, com linguagem ousada e realização impecável. Merece todos os elogios da
coluna (já com atraso)."
beijos,
mirian

• adão para mirian   sábado   12 de fevereiro de 2011   9:20h

mirian,
uma dúvida: você disse cinco cartuns para cada tema, e, para cada cartum, uma página. não
esqueça que se são cinquenta temas vão ser 250 páginas só de cartuns, uau!!!
estou fazendo você ver tv??? e isso é bom ou ruim? rsrs
beijão,
adão

• mirian para adão   sábado   12 de fevereiro de 2011   11:53h

adão,
estava esperando você reclamar... demorou (como dizem meus alunos).
a meta de cinco cartuns foi uma estratégia para você ter ideias e não ficar imaginando que
era só um desenho para cada tema. como cada tema ocupa muito mais de uma página,
só um desenho por tema provocaria um desequilíbrio e eu ficaria com muito mais páginas
do que você.
não fique ligado nos números, e sim nas ideias.
elas já acabaram????
ontem uma amiga me disse que tem muita inveja de casamento feliz...
contou que o seu maior sonho é se casar na igreja, de vestido branco, e ser feliz para sempre.
detalhe: ela tem 54 anos!!!!!
beijos,
mirian

• adão para mirian   sábado   12 de fevereiro de 2011   12:09h

as ideias não acabam nunca, mirian.
só estava querendo entender a matemática.
agora consegui entender. viu como sou devagar?
óbvio que as ideias não acabaram e espero que nunca acabem.
em 30 anos de trabalho nunca tive um bloqueio sério.
casamento?
"deus inventou o sexo e o diabo, o casamento".
sabe que uma vez eu estava em barcelona tomando uma cerveja em um boteco e tinha um
casal ao lado, de meia-idade, enchendo a cara e rinco à beça. logo me juntei a eles e fiquei
sabendo o motivo da festa.
todos os anos eles comemoravam a separação deles.
beijão,
adão

• mirian para adão   sábado   12 de fevereiro de 2011   12:22h

adão,
fiquei curiosa: do que você tem inveja???
vou dizer do que tenho inveja:
• casais felizes que nunca brigam;
• marido que faz massagem na mulher (sem reclamar!);
• mulher que não trabalha e o marido paga tudo (sem reclamar!);
• mulher que está sempre feliz;
• mulher muito segura;
• mulher que tem namorados lindos, muito mais jovens e completamente apaixonados por ela;

• mulheres inesquecíveis;
• mulheres poderosas.
e você?
vale fazer cartuns sobre as nossas invejas também.
e também vale fazer 250 cartuns. não pense na matemática.
vai dar tudo certo.
e você compra a sua mansão.
e eu, um massagista lindo e jovem, que me faça duas horas de massagem todos os dias (sem reclamar!).
beijos,
mirian

• adão para mirian   segunda-feira   14 de fevereiro de 2011   11:23h

eu não invejo casais.
invejo os SOLTEIROS!!!
rsrsrsrs
estou brincando. sinto saudades de algumas coisas da vida de solteiro,
mas gosto da minha vida de casado e do trabalho que dão os dois filhos.
apesar de ser UM TRABALHO DA PORRA!!!
enfim...
espero que consigamos atingir nossos objetivos: minha mansão (com barco) e seu massagista (com cérebro).
beijão,
adão

• mirian para adão   segunda-feira   14 de fevereiro de 2011   11:30h

quem disse que precisa ter cérebro?

• mirian para adão   quinta-feira   17 de fevereiro de 2011   11:18h

adão,
tive uma ideia genial para a introdução do nosso livro (modéstia à parte).
em vez de fazer um texto careta de apresentação, selecionei alguns dos nossos emails que explicam direitinho para o leitor o que será o livro.
cortei alguns que não são necessários (aqueles em que só trocamos seus cartuns e meus textos), mas deixei os que mostram o nosso processo de construção do livro.
ficou muito legal (modéstia à parte).
agora a segunda parte da ideia:
você introduz o livro com tirinhas mostrando o nosso encontro em ipanema, você de bicicleta, eu caminhando, a nossa conversa.
em que mês e ano isso aconteceu, lembra?

então, o nosso livro abriria com a sua tirinha mostrando nossa primeira conversa (confio na sua memória) e depois a nossa troca de e-mails.
genial ou não?
modéstia à parte.
beijo,
mirian

• **adão** para mirian   sábado   17 de fevereiro de 2011   9:39h

ei, modesta,
desculpa a demora. algumas semanas são mais complicadas do que outras.
acho legal a ideia de introduzir o livro assim... mas você está pensando em publicar todos esses e-mails? peraí, que eu vou dar uma olhada pra ver se não tem nada comprometedor, alguma senha bancária, sei lá... rsrs
depois vou dar uma revisada nos e-mails. E OS MEUS ERROS DE PORTUGUÊS???????
eu posso desenhar essa parte da bicicleta. minha memória é uma merda mas eu me lembro de algumas partes... as outras invento.
acho que vai ficar bem bacana.
se nossa parceria funcionar, quem sabe a gente não faz um troca-troca: num próximo livro você escreve textos inspirados em meus cartuns...
beijão e bom finde,
adão

• **mirian** para adão   sábado   17 de fevereiro de 2011   10:06h

adão,
vai funcionar: a sua memória, o nosso livro, a nossa parceria... você vai ver.... eu tenho certeza...
acho que tem muita coisa comprometedora nos seus emails: senha bancária, cpf, endereço da amante, do amante....
não tem erro de português. só faltavam alguns acentos, mas eu já coloquei.
você escreveu brochada...não é com X? com CH? com X? com CH?
tive também uma ideia para outra parceria: ficar uma semana em um shopping ou em um salão de beleza ou em um bar e observar as besteiras que as pessoas falam.
você desenha e eu escrevo sobre a cena. e depois a gente compara o que cada um viu.
um francês fez um livro sobre uma semana em um aeroporto. gostei da ideia. e ele ainda foi pago pelos donos do aeroporto para isso. imagina se alguém paga para a gente?
adão, praticamente já terminei a minha parte do livro.
beijo e bom finde,
mirian

• adão para mirian   sábado   17 de fevereiro de 2011   10:31h

putz, não tem erros de português? não acredito...
sobre a grafia de brochada... humm... parece que há controvérsias. um dicionário diz que é com "x" e outro com "ch".
não importa... seja com x ou ch é uma merda, rsrs
putz, você já terminou o livro??????????
vai ter que ter paciência agora, hein?
beijos,
adão

• mirian para adão   sábado   17 de fevereiro de 2011   10:33h

adão,
que tal broxchada?
ando pensando sobre o título do nosso livro.
queria algo do tipo
"tudo o que você NÃO queria saber sobre sexo"
só explicando:
o título do filme do woody allen é "tudo o que você sempre quis saber sobre sexo".
o nosso seria "tudo o que você NÃO queria saber sobre sexo".
beijos,
mirian

MIRIAN GOLDENBERG **ADÃO** ITURRUSGARAI

Tudo o que você NÃO queria saber sobre SEXO

DESIGN GRÁFICO **TITA NIGRÍ**

RECORD

ENQUANTO ISSO, OS HOMENS...

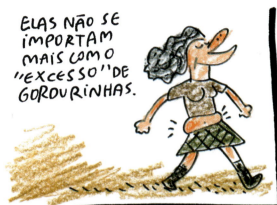

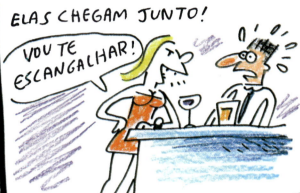

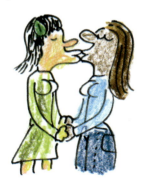

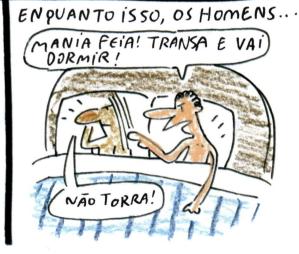

SUMÁRIO

25 *Todo homem é :: Toda mulher é*

41 DEFEITOS

59 INVEJA

75 ATRAÇÃO

89 SEXO

111 Classificados

131 Casamento :: modelo ideal

151 Infidelidade

185 RISADA

225 conclusão

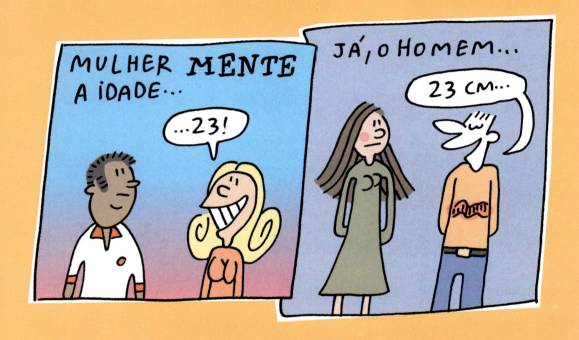

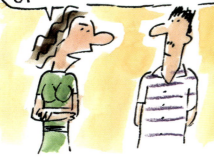
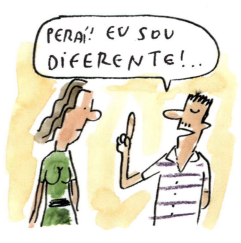
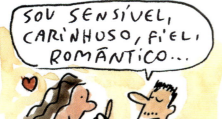
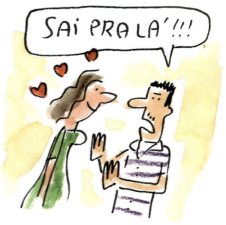
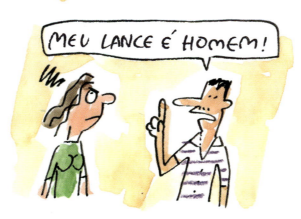

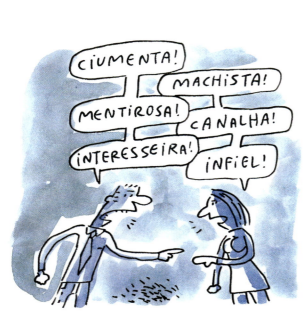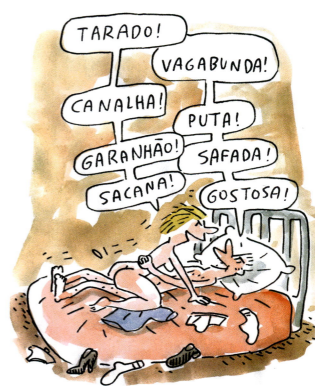

O que VOCÊ considera que toda MULHER é?

As **MULHERES** *disseram que toda* **MULHER** *é...*

Sensível *Romântica* *Maternal*

Sonhadora   Intuitiva   Sentimental   Emotiva
Apaixonada   Amorosa   Meiga   Carinhosa
Dengosa   Delicada
Macia

DEPENDENTE
INSEGURA
CARENTE
COMPLEXADA
SUBMISSA
MULHERZINHA

SENSUAL
MISTERIOSA

CIUMENTA POSSESSIVA
INVEJOSA VAIDOSA COMPETITIVA

AMBICIOSA
AUTORITÁRIA
VINGATIVA
PERIGOSA

Difícil
Complicada
Exigente
Preocupada
Tensa

Chata Mal-humorada Pesada Temperamental Irritada Histérica Dramática
Passional Impulsiva Escandalosa Louca

Falsa
Fofoqueira
Fútil

INCOMPLETA
INSATISFEITA
CONTRADITÓRIA

toda MULHER é...
meio LEILA DINIZ!

Os HOMENS disseram que toda MULHER é...

Maternal ♥ *Sensível* ♥ *Sonhadora*
Amorosa ♥ *Carinhosa* ♥ *Meiga*
♥ *Emotiva* ♥

CIUMENTA
INVEJOSA
MENTIROSA

FRÁGIL
INSEGURA
CARENTE
DEPENDENTE

Vaidosa
Fútil
Interesseira
Vingativa
Irracional
Competitiva
Dominadora

DIFÍCIL INSATISFEITA RECLAMONA

TENSA

NERVOSA

PESADA

MAL-HUMORADA

PÉSSIMA MOTORISTA

Comível Puta Piranha Vagabunda

Sem-vergonha Safada Fogosa Gostosa

toda MULHER é...

meio LEILA DINIZ!

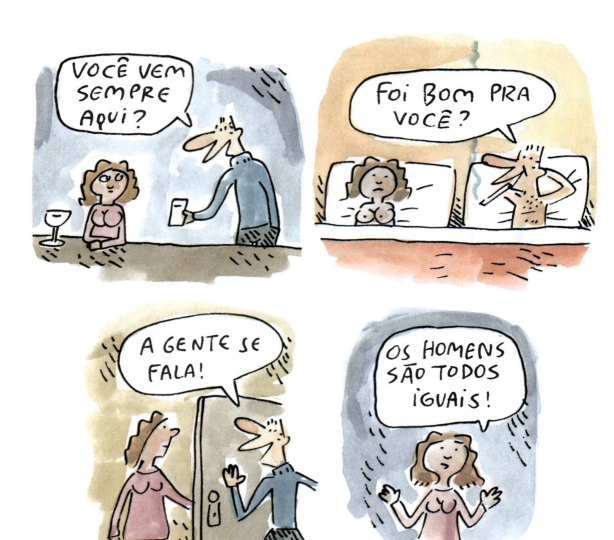

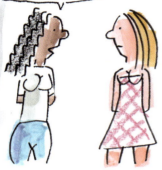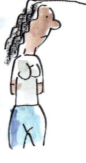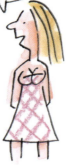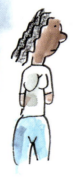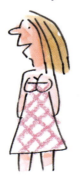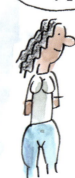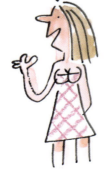

A EVOLUÇÃO DO HOMEM

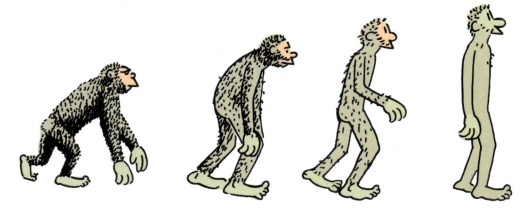

A EVOLUÇÃO DO MACHO

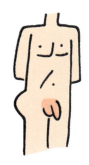 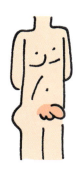 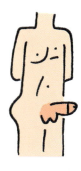 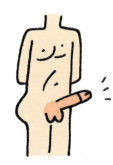

O que VOCÊ considera que todo HOMEM é?

- - - - - - - -

- - - - - - - -

- - - - - - - -

- - - - - - - -

- - - - - - - -

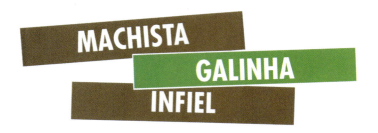

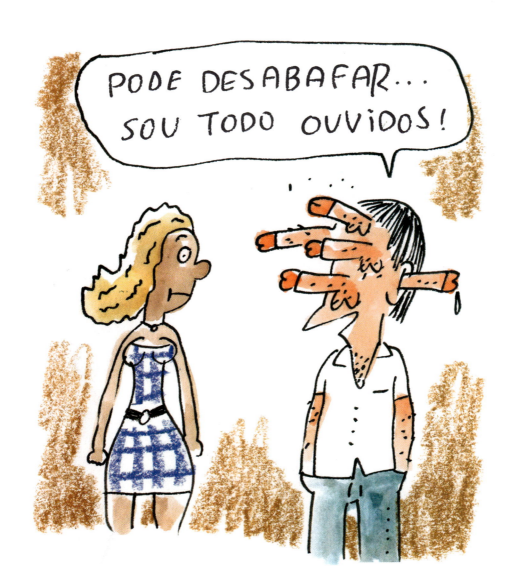

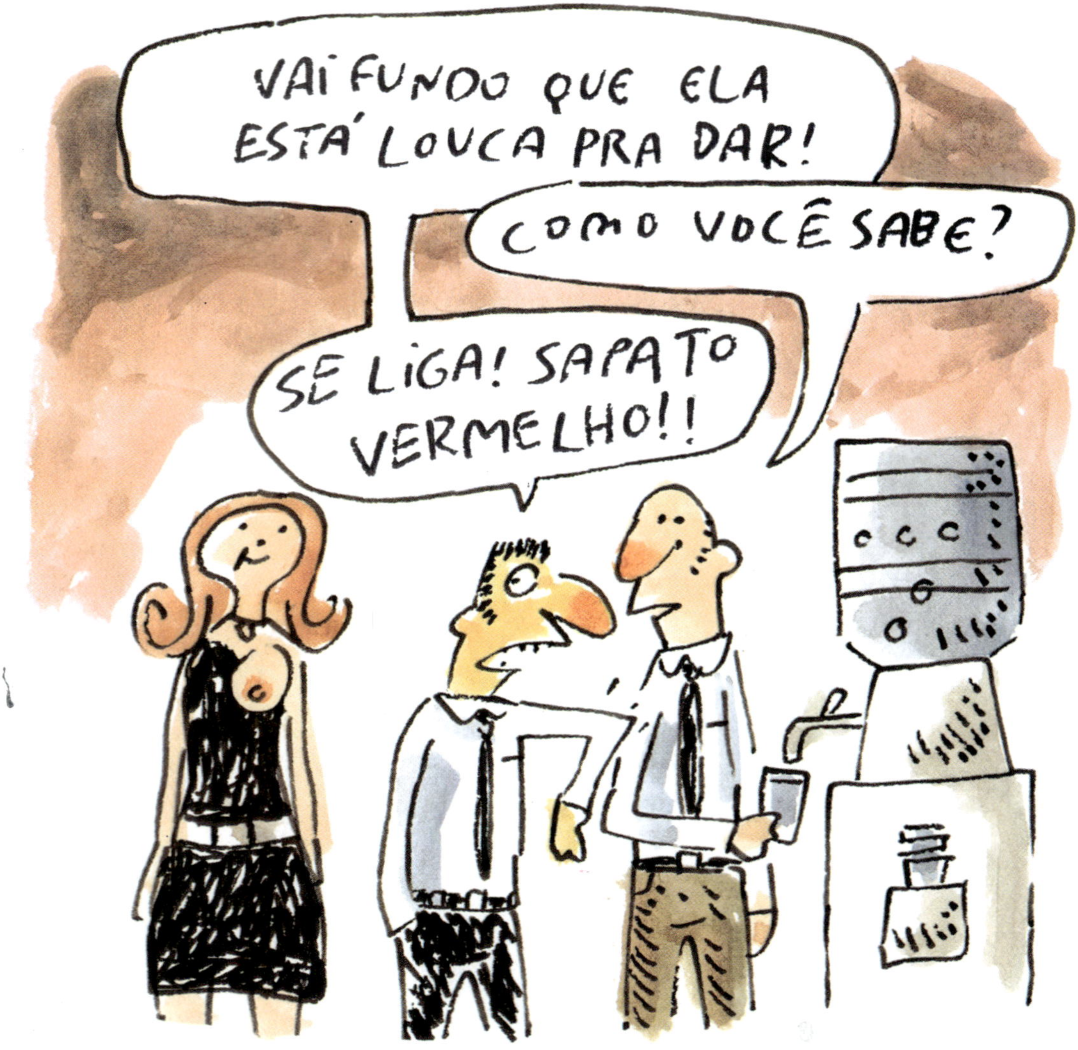
VAI FUNDO QUE ELA ESTÁ LOUCA PRA DAR!
COMO VOCÊ SABE?
SE LIGA! SAPATO VERMELHO!!

Os HOMENS disseram que todo HOMEM é...

MACHISTA **INFIEL** **GALINHA**

RACIONAL
DIRETO
CAPAZ
ESPERTO
FORTE
INTELIGENTE
COMPANHEIRO

Ciumento ♥ *Romântico* ♥ *Apaixonado*

CONFUSO INSEGURO
FRACO MEDROSO
INFANTIL IMATURO
INGÊNUO BOBO

Autoritário
Insensível Egoísta
Previsível

Malandro
FILHO DA PUTA *Mulherengo*
Polígamo
Corno   Veado

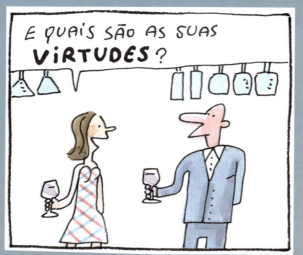
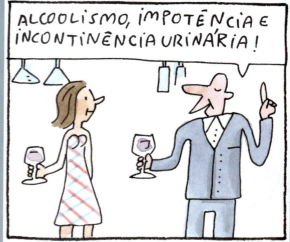
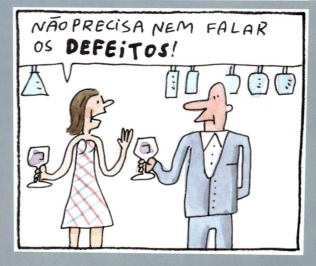

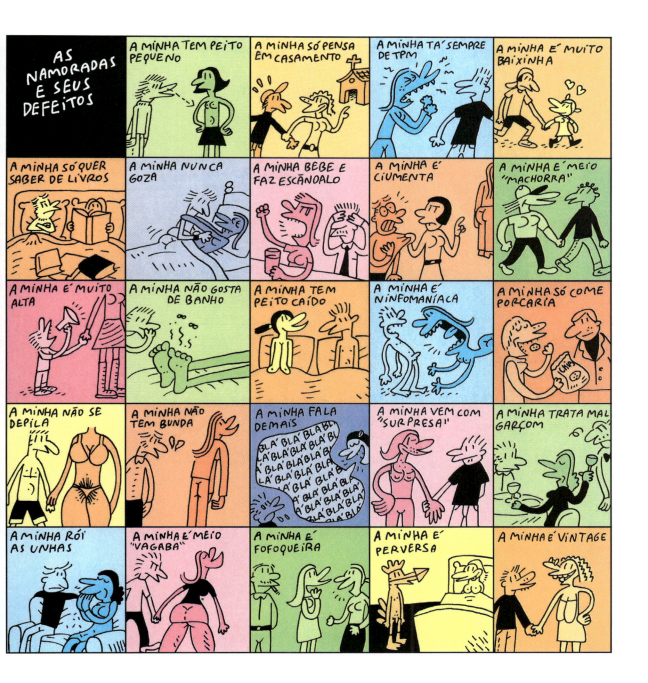

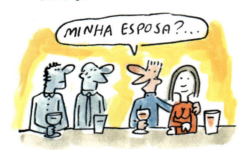
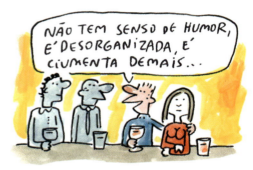
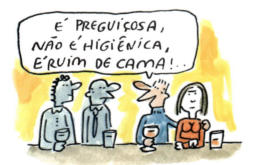
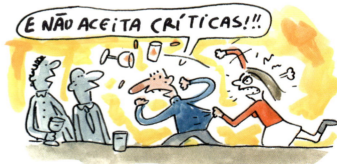

Quais os principais DEFEITOS de uma MULHER?

- - - - - - - - - - -
- - - - - - - - - - -
- - - - - - - - - - -
- - - - - - - - - - -
- - - - - - - - - - -

As MULHERES responderam:

SUBMISSÃO

DEPENDÊNCIA

IGNORÂNCIA

BURRICE

INSEGURANÇA

FALTA DE AUTOESTIMA

MAU HUMOR

CIÚMES

INVEJA

INSATISFAÇÃO

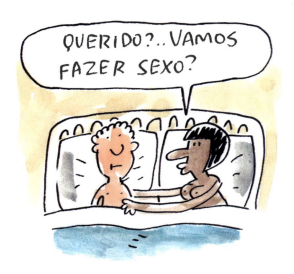
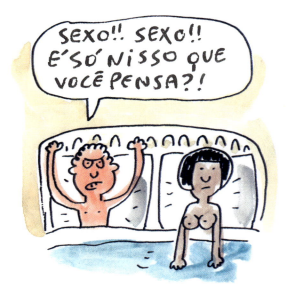
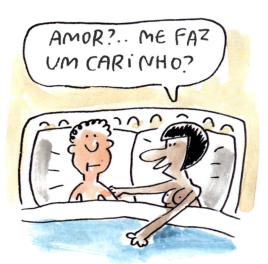
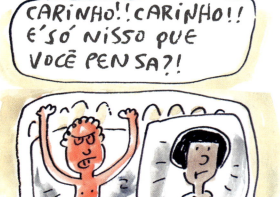

A MULHER CIUMENTA

Os **HOMENS** *responderam:*

INFIDELIDADE DESONESTIDADE
BURRICE CIÚMES

INVEJA DEPENDÊNCIA

ANTIPATIA

FALSIDADE
MAU HUMOR

Egoísmo

FRIGIDEZ

FALTA DE RESPEITO FALTA DE COMPREENSÃO

Não saber cozinhar

FALAR DEMAIS

FALAR ALTO

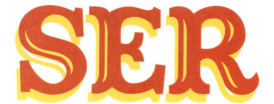

SER {

INTERESSEIRA
VULGAR
VAGABUNDA
GALINHA
SAFADA

FÁCIL

FOFOQUEIRA
EXIBIDA

ESCANDALOSA
RIDÍCULA
ARROGANTE
CONVENCIDA
METIDA
PREPOTENTE
ESNOBE
FRESCA

PEGAJOSA
CARENTE
CHANTAGISTA
MANIPULADORA
VINGATIVA

FEIA
GORDA
FEDIDA
MASCULINA
FEMINISTA

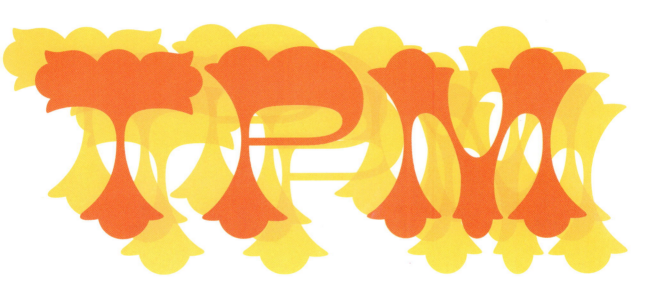

Quais os principais **DEFEITOS** *de um* **HOMEM?**

- - - - - - - - - -
- - - - - - - - - -
- - - - - - - - - -
- - - - - - - - - -
- - - - - - - - - -

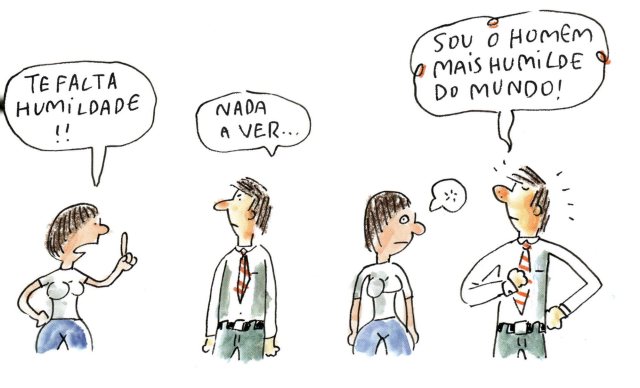

Os HOMENS responderam:

DESONESTIDADE
INFIDELIDADE
GROSSERIA
BURRICE
IGNORÂNCIA
FALSIDADE
AGRESSIVIDADE
EGOÍSMO
ARROGÂNCIA
COVARDIA
MACHISMO
PREGUIÇA
COMODISMO
MAU-CARATISMO
MAU HUMOR

As **MULHERES** responderam:

INFIDELIDADE

MENTIRA

EGOÍSMO

MACHISMO

INDIFERENÇA

GROSSERIA

BURRICE

IGNORÂNCIA

AGRESSIVIDADE

AUTORITARISMO

ARROGÂNCIA

DESONESTIDADE

FALSIDADE

PREPOTÊNCIA

PREGUIÇA

COMODISMO

DEPENDÊNCIA

MAU HUMOR

MAU-CARATISMO

FALTA DE

HIGIENE
COMPREENSÃO
ATENÇÃO
RESPEITO
PACIÊNCIA
PAPO
ESCUTA

AUTOESTIMA

CIÚMES

SER

CIUMENTO

CHATO
IMATURO

INFANTIL

BOBO

BROXA

MULHERENGO
TARADO
SAFADO
CAFAJESTE
FARRISTA
RUIM DE CAMA

FEIO
POBRE
GORDO
DESDENTADO
BARRIGUDO

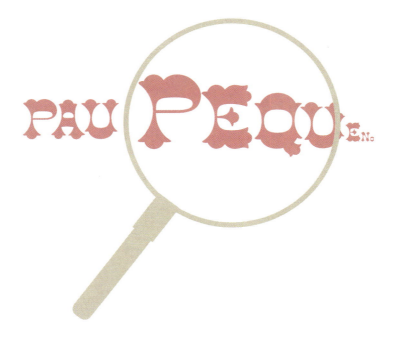

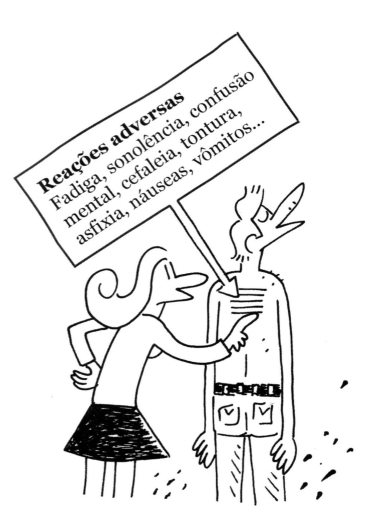

Atriz, 40 anos

Sou heterossexual. Só que nunca consegui ter a intimidade que tanto desejo com um homem. Eles não sabem dar um abraço aconchegante ou escutar verdadeiramente uma mulher. E, quando tento explicar a diferença entre uma conversa íntima e uma fala vazia, eles não compreendem. O sexo com minha amiga é consequência de horas e horas de intimidade. Só com ela consegui ter a intimidade que sempre busquei. Nunca me senti tão próxima de um homem, nunca me senti tão escutada por um homem. Acho que os homens são completamente ignorantes em tudo o que diz respeito à intimidade.

Ator, 32 anos

Algumas mulheres são muito agressivas e apressadas quando querem sexo. Acho que não sabem seduzir. Eu sempre gostei do processo de sedução, algumas vezes até mais do que os finalmentes. Gosto de curtir passo a passo, o olhar, o sorriso, o primeiro toque na mão, o primeiro beijo, o segundo, o terceiro. Acho delicioso viver, delher. A maioria já quer ir logo para a cama e ver no que dá. Comigo, não dá em nada.

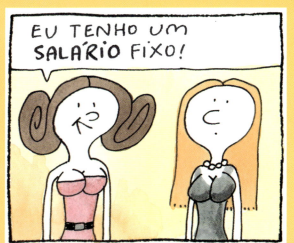
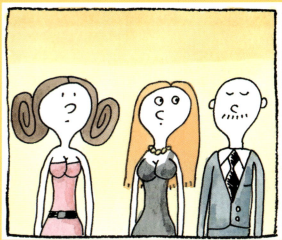
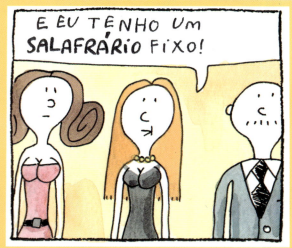

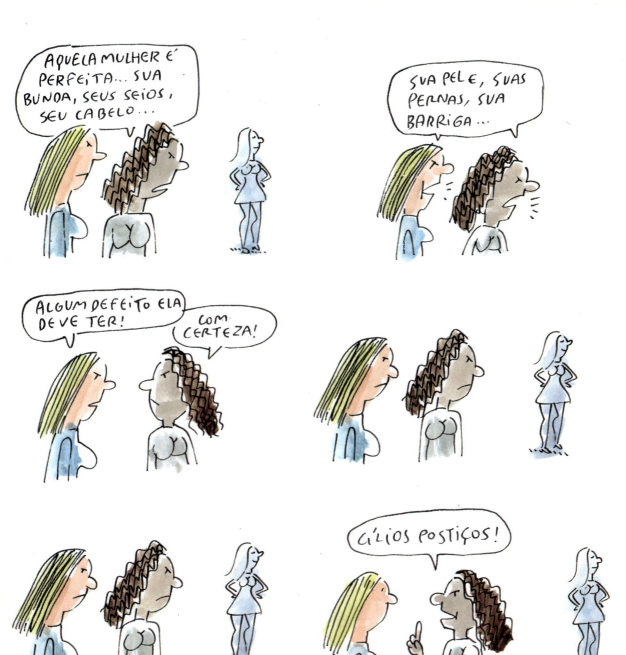

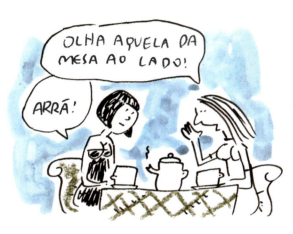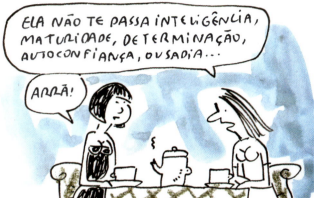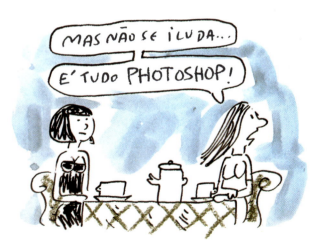

O QUE VOCÊ MAIS

NUEVA

EM UMA MULHER ??

JÁ

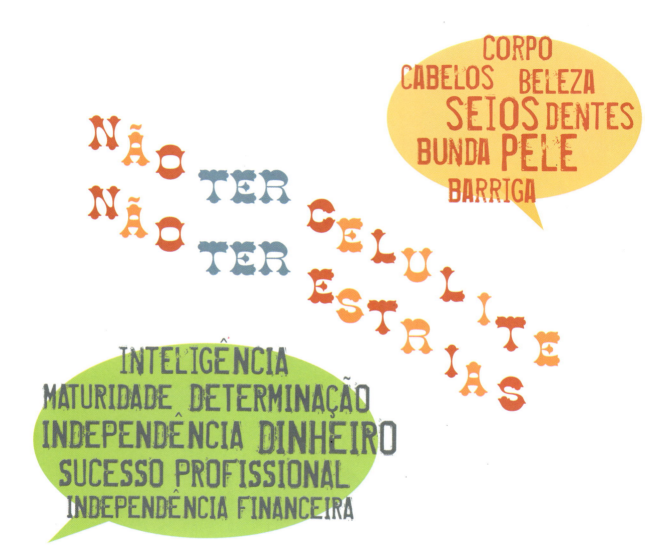

SEGURANÇA
FORÇA OUSADIA
LIDERANÇA CORAGEM
AUTOCONFIANÇA
AUTOESTIMA

ALEGRIA
BOM HUMOR
SORRISO
LEVEZA

CHARME
ELEGÂNCIA
POSTURA ATITUDE
SENSUALIDADE

Capacidade de conciliar emprego e filhos

Capacidade de dominar o homem

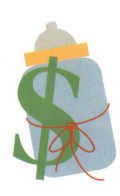

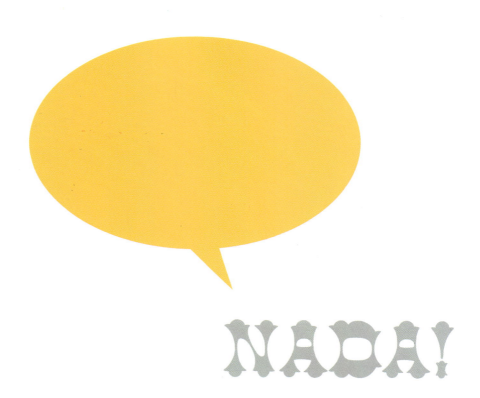

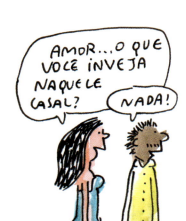

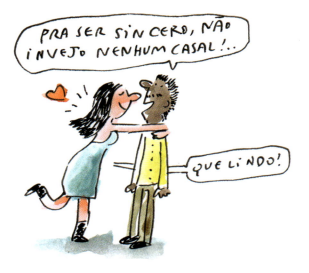
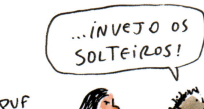
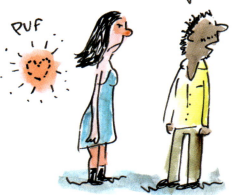

Professora, 54 anos

Morro de inveja da minha prima. Ela tem aquela cara feliz de mulher bem-comida, bem-amada, bem-tratada. Casou com um milionário que dá tudo o que ela quer. Ela parou de trabalhar e agora vive viajando, fazendo compras, terapias, massagem. Tem uma vida de conto de fadas. Parece até que ela está fazendo de propósito só para esfregar na minha cara o amor e a felicidade deles e mostrar a vida e o casamento de merda que eu tenho...

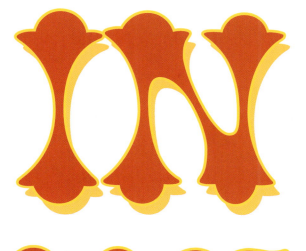

O QUE VOCÊ MAIS

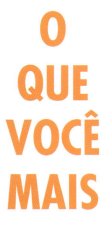

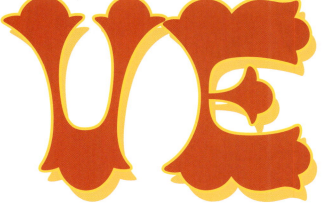

EM UM HOMEM ??

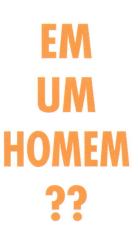

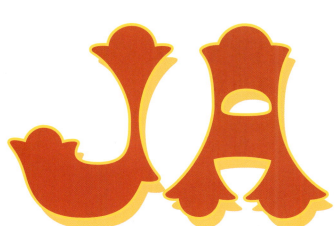

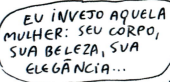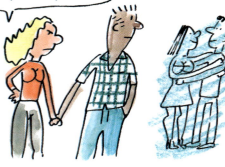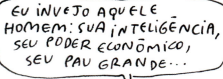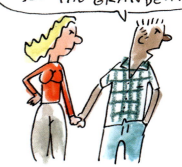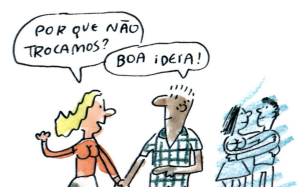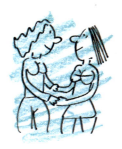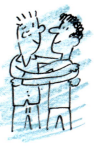

OS HOMENS RESPONDERAM:

> INTELIGÊNCIA
> PODER ECONÔMICO
> SUCESSO PROFISSIONAL
> STATUS CORAGEM
> DETERMINAÇÃO SEGURANÇA

> CORPO
> BELEZA ALTURA CABELO
> FORÇA FÍSICA
> ABDÔMEN SARADO
> SER GOSTOSO PAU GRANDE
> SER BOM DE CAMA

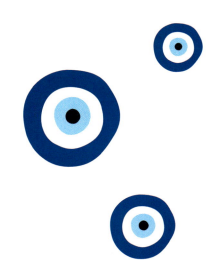

A MULHER DELE!

AS MULHERES RESPONDERAM:

LIBERDADE

Fazer xixi em pé

Fazer xixi em qualquer lugar

⭐ ali

⭐ ali ⭐ aqui

⭐ lá ⭐ ali

⭐ ali ⭐ cá

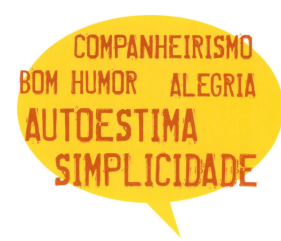

- Ter muitas mulheres
- Não se envolver emocionalmente
- Capacidade de separar AMOR e SEXO
- Capacidade de TRAIR
- Não sofrer por amor

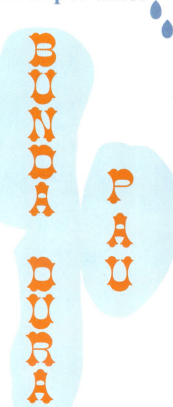

NÃO MENSTRUAR
NÃO TER CÓLICA
NÃO ENGRAVIDAR
NÃO TER CELULITE
NÃO TER TPM
NÃO PRECISAR SE DEPILAR

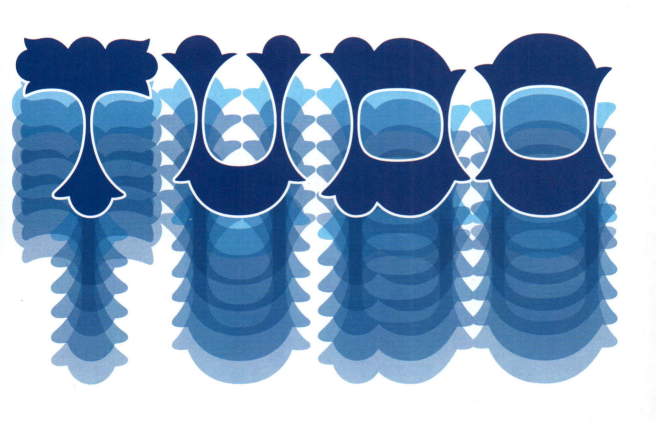

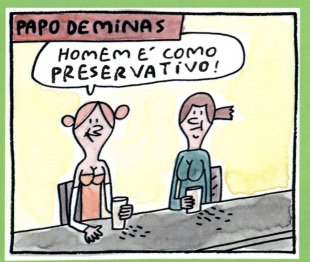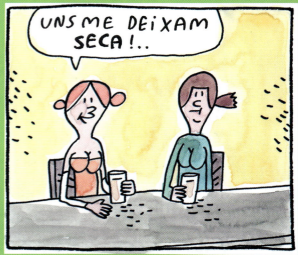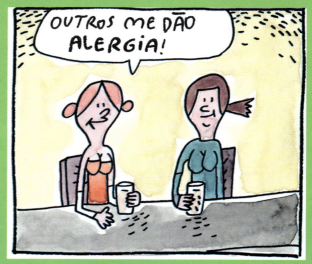

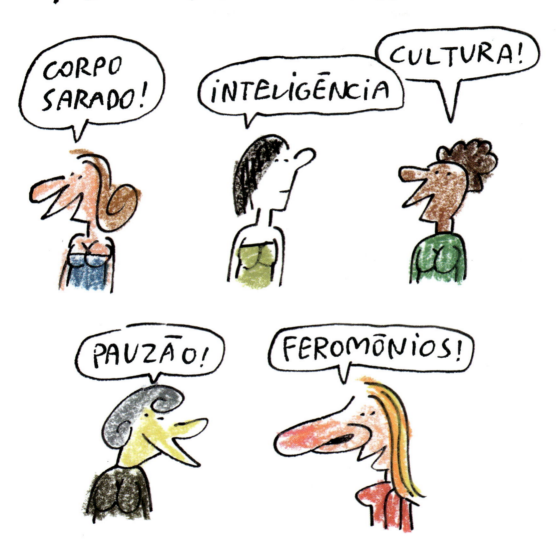

O que mais te

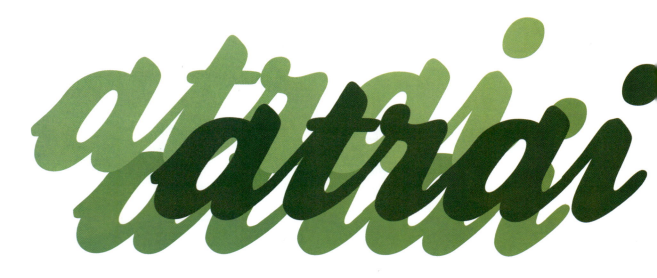

em
um

HOMEM?

As mulheres responderam:

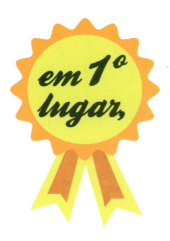 **A INTELIGÊNCIA**

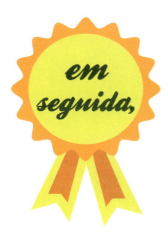 **O CORPO**

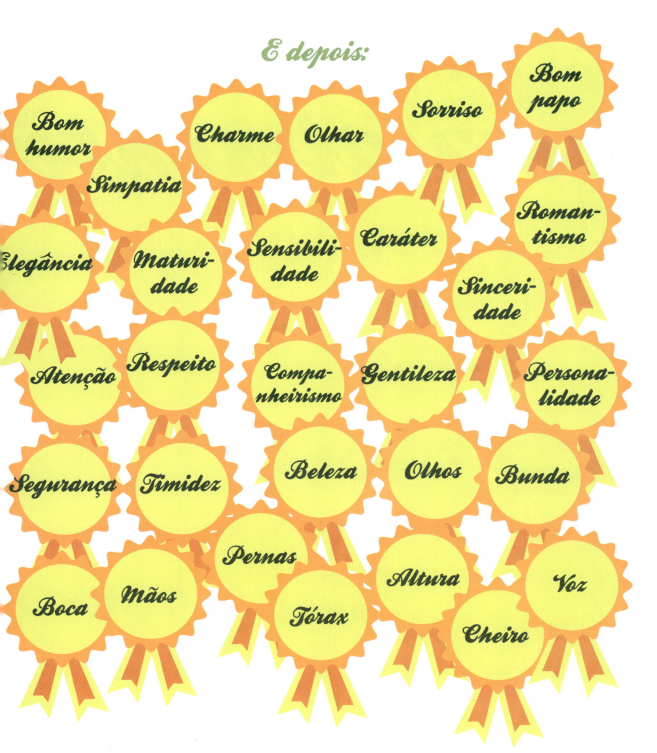

O que mais te atrai *sexualmente* em um homem?

As mulheres responderam:

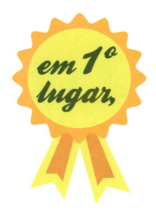 **em 1º lugar,** O TÓRAX

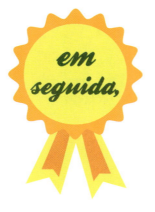 **em seguida,** O CORPO

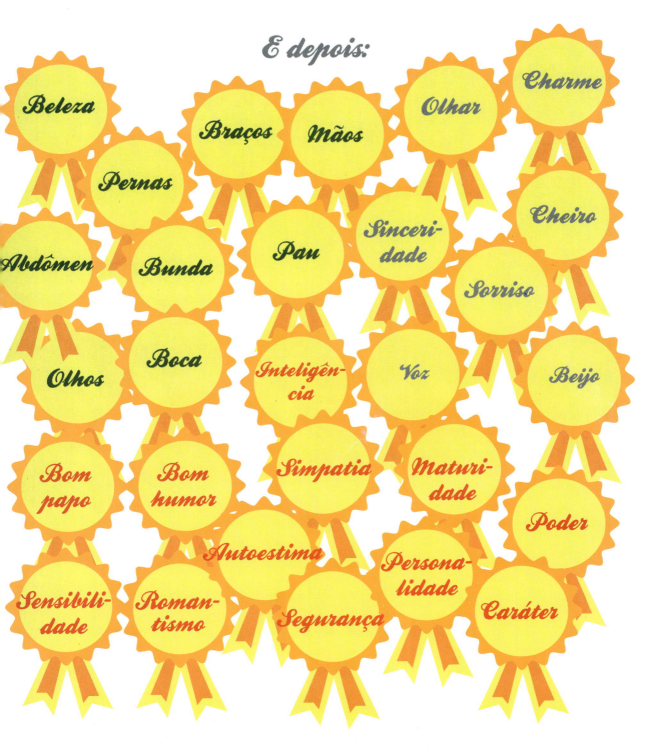

O que mais te

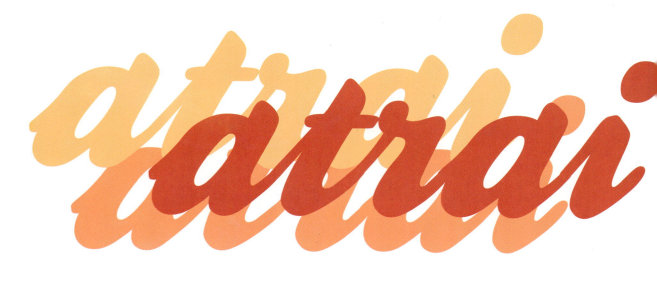

em

uma

MULHER?

Os homens responderam:

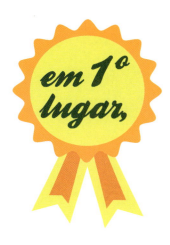 **A BELEZA**

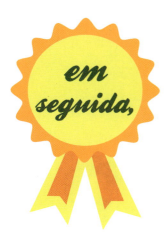 **O CORPO**

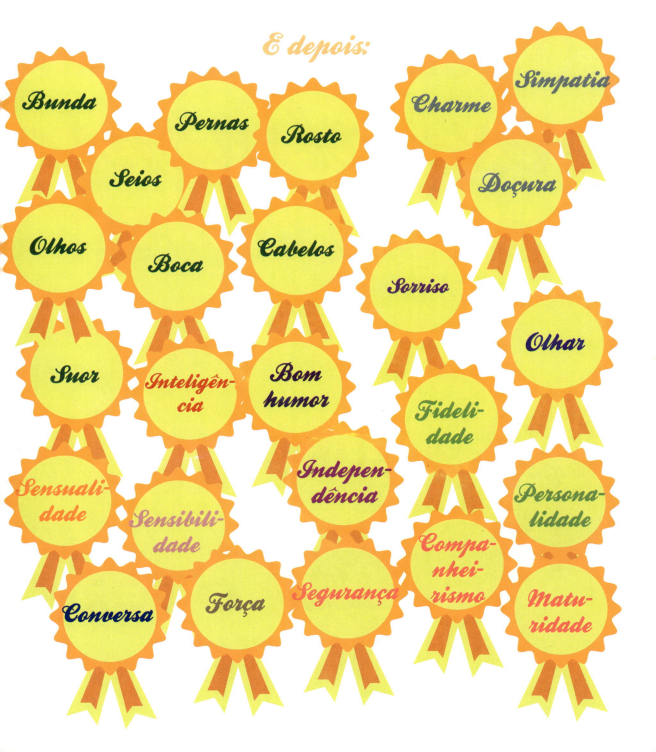

O que mais te atrai *sexualmente* em uma mulher?

Os homens responderam:

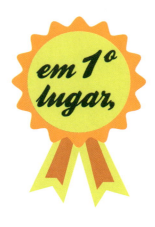 **A BUNDA**

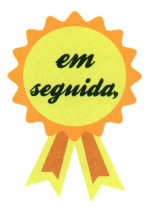 **O CORPO**

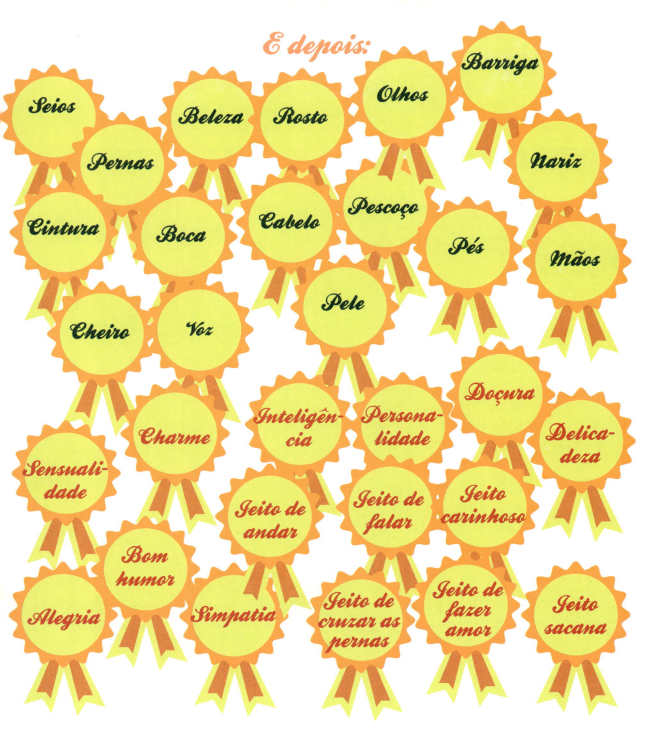

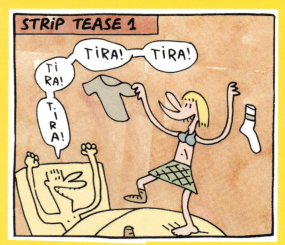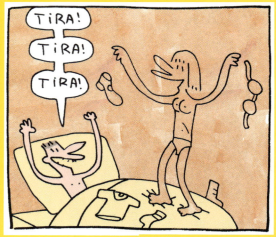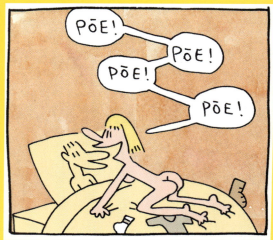

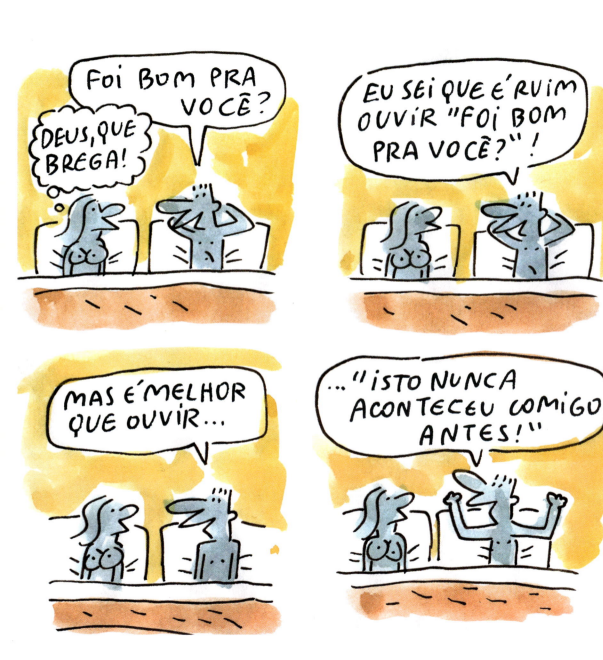

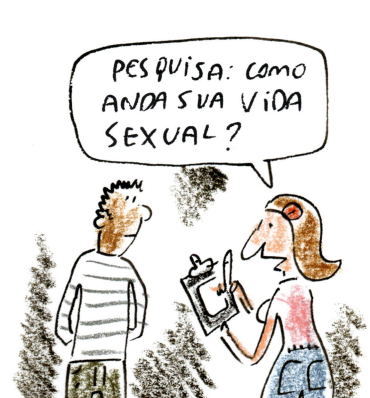
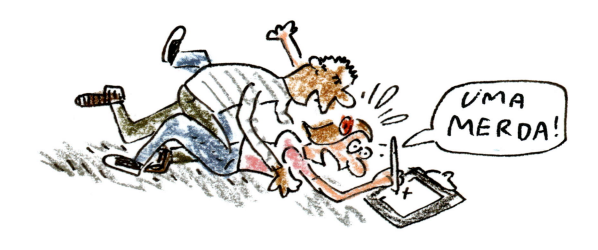

Com quantas pessoas VOCÊ teve relações SEXUAIS até hoje?

As respostas masculinas foram muito imprecisas:

[x] Entre 5 e 10
[x] Entre 15 e 20
[x] Entre 20 e 30
[x] Entre 30 e 40
[x] Entre 35 e 50
[x] Entre 50 e 60

[x] Mais ou menos 10
[x] Mais ou menos 12
[x] Mais ou menos 15
[x] Mais ou menos 17
[x] Mais ou menos 20
[x] Mais ou menos 25
[x] Mais ou menos 26
[x] Mais ou menos 30
[x] Mais ou menos 35
[x] Mais ou menos 60
[x] Mais ou menos 80
[x] Mais ou menos 90

[x] Mais ou menos 100
[x] Mais ou menos 104
[x] Mais ou menos 120

[x] Mais ou menos 200

[x] Mais ou menos 500

[x] Mais ou menos 1.000

53
70
79
439
119
347
1003

MUITAS
INÚMERAS
ALGUMAS DEZENAS
CENTENAS
MILHARES
VÁRIAS   DIFÍCIL COMPUTAR
UMA PORÇÃO

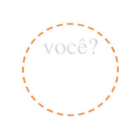

Poucas
Algumas
Menos do que eu gostaria
Menos de 5
Menos de 10
Menos de 1.000

UM MONTÃO!!!!

MENOS DO QUE MEUS AMIGOS
MENOS DO QUE MEUS AMIGOS TÊM EM UM ANO
MENOS DO QUE MEUS AMIGOS TÊM EM UM MÊS
MENOS DO QUE MEUS AMIGOS TÊM EM UMA SEMANA

NÃO LEMBRO
NÃO TENHO IDEIA
PERDI A CONTA
NÃO CONTEI
ESQUECI

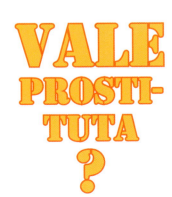

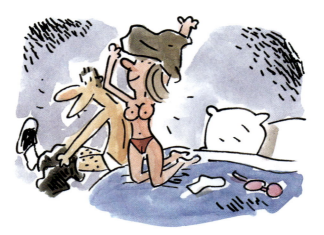
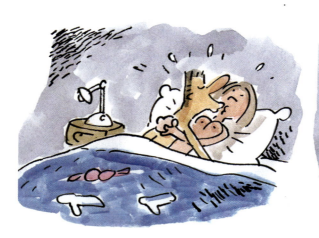
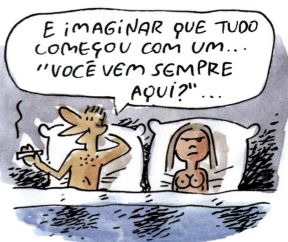

Com quantas pessoas VOCÊ teve relações SEXUAIS até hoje?

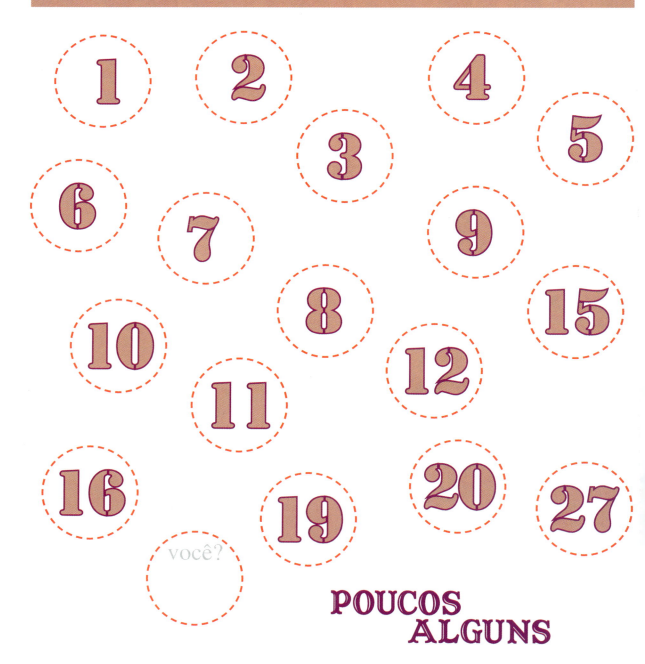

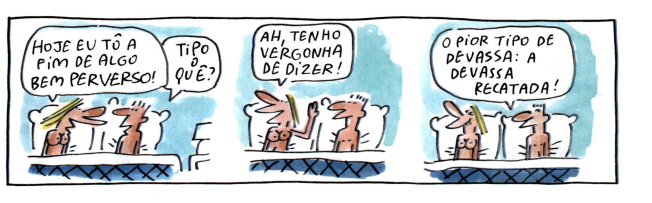
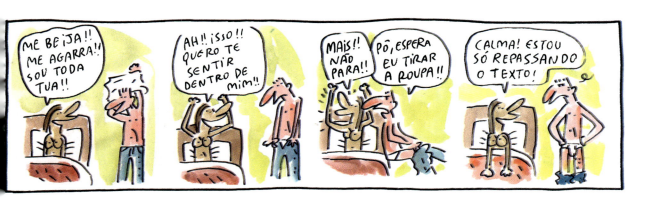

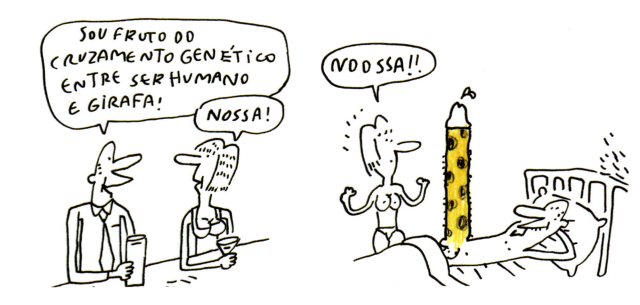
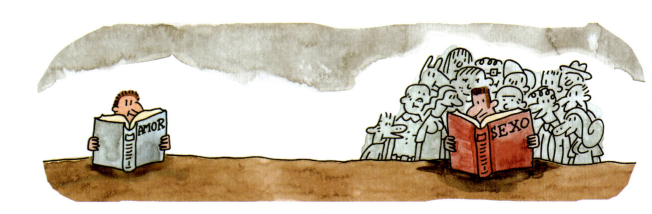

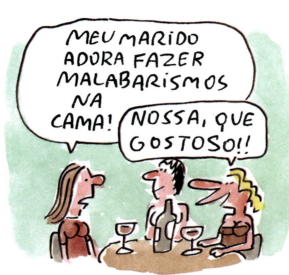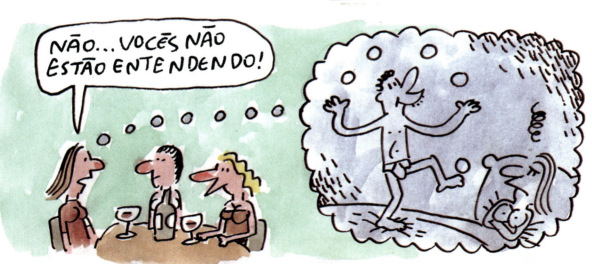

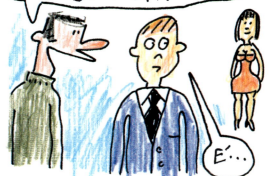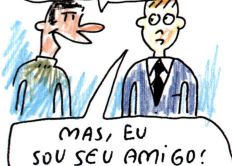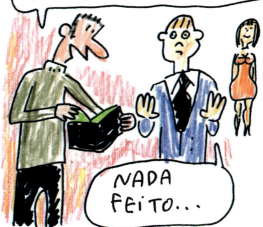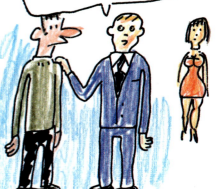

Como é sua VIDA SEXUAL ?

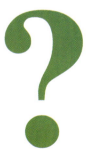

AS MULHERES DISSERAM:

BOA
ATIVA
SATISFATÓRIA   COM
PLENA   ORGASMOS
FREQUENTE
SAUDÁVEL NORMAL

Não tenho vida sexual
Pouco frequente
Mais ou menos
Péssima
Já foi melhor
Ruim
Problemática
Fraca
Devagar
Monótona
Precisa melhorar
Não é nenhuma Brastemp

Sem pretensão ao Oscar de melhor performance do mundo

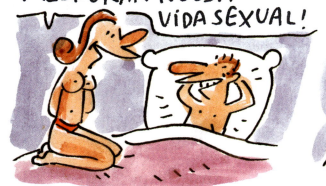
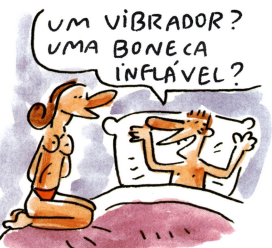
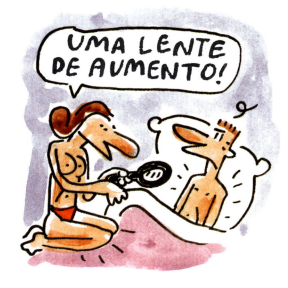

OS HOMENS DISSERAM:

ÓTIMA
EXCELENTE
MARAVILHOSA
MUITO BOA
MUITO ATIVA
COM QUALIDADE
FELIZ

PRAZEROSA
GOSTOSA
INTENSA
CRIATIVA
LOUCA

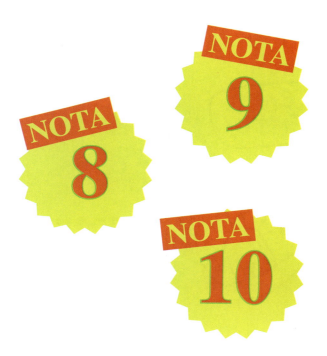

DOMINGOS ☑ ☐ ☐	**QUINTAS** ☐ ☐ ☐	Uma vez por semana Duas vezes por semana Três vezes por semana Quatro vezes por semana Cinco vezes por semana Seis vezes por semana Sete vezes por semana Dez vezes por semana **TODOS OS DIAS** Mais de uma vez por dia Duas vezes por dia Três vezes por dia Quatro vezes por dia **De três em três horas**
SEGUNDAS ☐ ☐ ☐	**SEXTAS** ☑ ☐ ☐	
TERÇAS ☑ ☐ ☐	**SÁBADOS** ☑ ☑ ☐	
QUARTAS ☐ ☐ ☐	**FERIADOS** ☑ ☑ ☑	

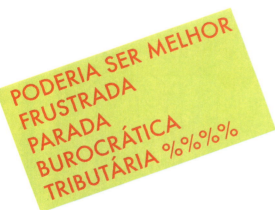

PODERIA SER MELHOR
FRUSTRADA
PARADA
BUROCRÁTICA
TRIBUTÁRIA %%%%

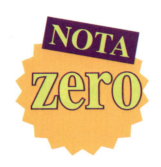

NOTA zero

uma merda
não tenho vida sexual
atualmente broxa
prefiro uma punheta

só no
carnaval

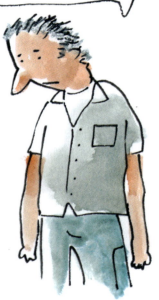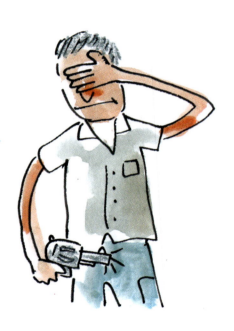

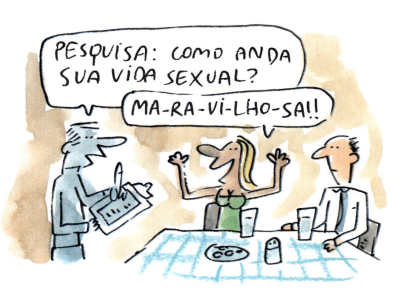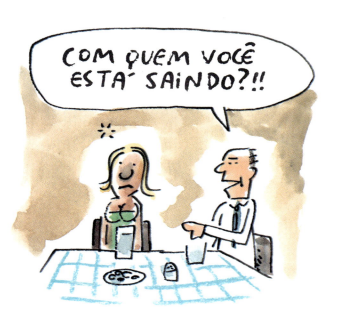

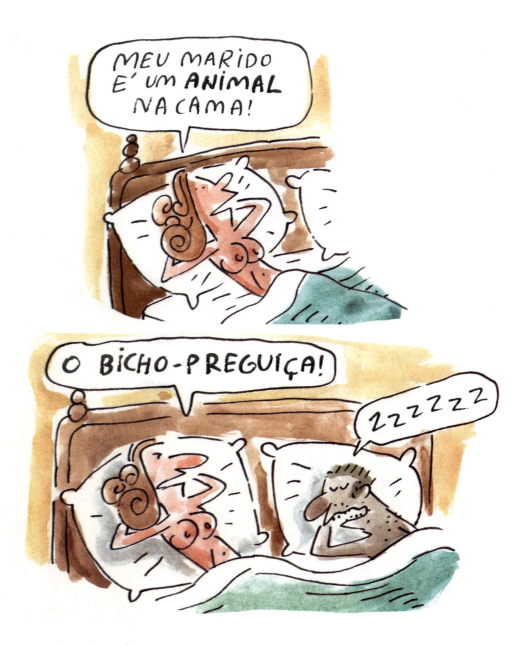

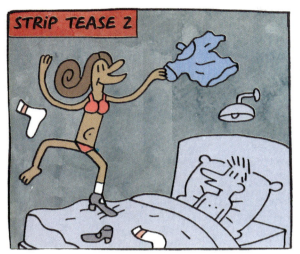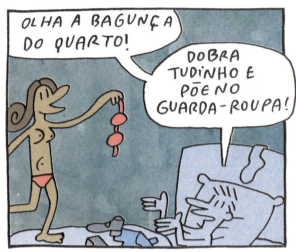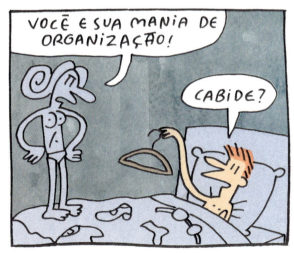

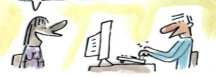
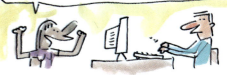
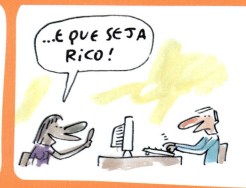

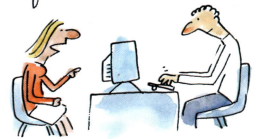
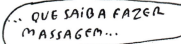
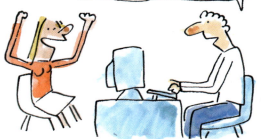
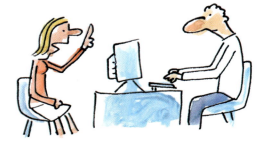

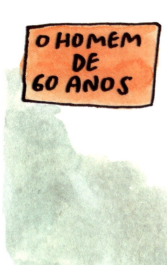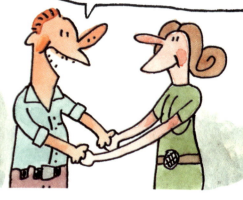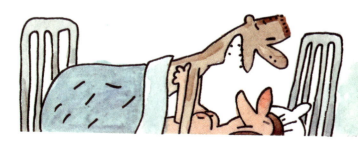

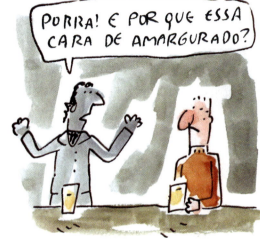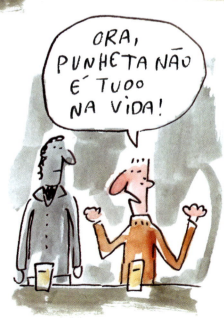

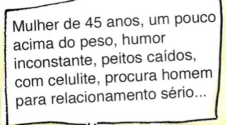
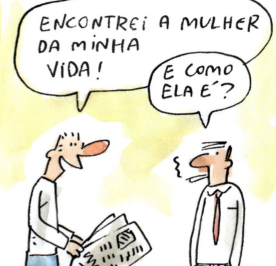
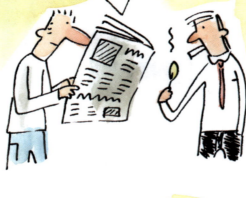
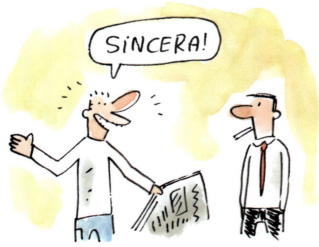

Que MULHER

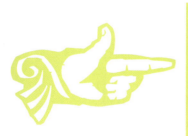 **você gostaria de ter como**

PARCEIRA

???

Os homens responderam:

~~A atual~~
A minha
A vizinha
Minha mãe

A [X] A T U A L

JULIANA PAES
CAMILA PITANGA
IVETE SANGALO
CLAUDIA LEITTE
DANIELA MERCURY
CLEO PIRES
DEBORAH SECCO
ANA PAULA ARÓSIO
FERNANDA LIMA
SCHEILA CARVALHO
XUXA
MALU MADER
ADRIANE GALISTEU
ANGÉLICA
LUMA DE OLIVEIRA
VERA FISCHER

LUIZA BRUNET
MAITÊ PROENÇA
CLAUDIA RAIA
CLAUDIA OHANA
ALESSANDRA NEGRINI
MARIANA XIMENEZ
GRAZI MASSAFERA
ELLEN ROCHE
SABRINA SATO
ANA HICKMANN
LUANA PIOVANI
ADRIANA LIMA
GISELE BÜNDCHEN
ALINNE MORAES
VIVIANE ARAUJO
TAIS ARAÚJO

SCARLETT JOHANSSON
~~ANGELINA JOLIE~~
MICHELLE PFEIFFER
JULIA   ROBERTS
MEGAN FOX
PENÉLOPE CRUZ
DEMI MOORE
HALLE BERRY
MADONNA
BEYONCÉ
SHARON STONE
SANDRA BULLOCK
JENNIFER   ANISTON

```
A W R G P I Q W T E O V I T H A I S Q D A M P V O W D A G U Q J
G J U L I A N A S U T P T I O J H T U T G I I Y H H A G I O N E
U P Y O M O M Y U N D N Y M P S O C M F U C M N Y O N U M D M N
O G G P N F B N M B E Y O N C E M L B G O H N D X M I O N F B N
N J H I J V F I O S B G N D T E T E V I N E J S S C E N J B F I
M K U F E L A P D L O P U S K M D O R N M L E C P D L M E Y R F
V L R I R P N M W N R Q R C L H L I P I E L R H K L A E R O P E
I N O O C L A U D I A O V A X T S O V W D E T E G P H D T N V R
V B B F B S P F P S H Y B R C P S F D X T B B I M S J T V B D O
I R N C S W A K N I L N N L R B W C E F U N S L L W M U S S E B
A D F S W X U X A V E H F E D D F E R N A N D A E F S V W O T N
N T E D A W L S G W V K E T T Y T D N T W E A K V T D W A I N F
E C W E K S A W T G M C W T C M A R I A N A K H T B P E K A J E
W X S R L O K C D Y A D S L X E J R K D R S L A D J F R L C K S
E W X M W P L V D H L O X W W G D M L A T X W L U M A T W P L A
R A C K A N M B J X U V C F A A K K M U U C F L U K D U F R M B
T G V L N G W T U S S P A L I N N E W B I V T E S N R I T T W R
U H B P G H S F L P O S B B H P T P S N J B B S A Z I U L B S I
I Q M Q E J T G I L U J M H Q S L Q T J H M H J U L A H H G T N
J X K A L D T N A L E S S A N D R A T E B S H A R O N B F H T A
H D E M I R G J T Q F M O G B U F S G D D O G M F F E D G C G K
B U G X C V B P E N E L O P E K R X L A H G K A P R S H K D B O
D E T V A T Y K O F R O T O U F S V U S K T O O D S X K O K Y G
H L F G P X U I L V V O A P Y B T G A X L F P V T R O L P B U S
K E R T Z W G D A B V N R Z T U O T N O X R Z N V O I X Z D G A
L S Q F X M H R R U B M A D O N N A A Q C Q X G B G V A X O H N
X I S N W L J N J J W A S W K P K N J V W S V E R A G W N A J D
C G R A Z I M K K S J I K V A N G E L I N A V T J L Y P V A M R
W O L K F H Q W T W I T L F O T B K Q Y B L F D I B V B F D Q A
P D O I R E W A C I L E O R D G E L L E N O R J L E J T R T W L
K U R P N A K L F P U D Q H Z S K D X L R V D O E A N A R M C O
```

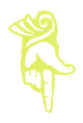 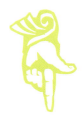

A minha,	**MENOS**	*difícil*	*A minha,* **MENOS** *nervosa*
A minha,		*exigente*	*A minha,* **MENOS** *histérica*
A minha,		*chata*	*A minha,* **MENOS** *dramática*
A minha,		*briguenta*	*A minha,* **MENOS** *desequilibrada*
A minha,		*ciumenta*	*A minha,* **MENOS** *perfeccionista*
A minha,		*mal-humorada*	*A minha,* **MENOS** *mentirosa*
A minha,		*complicada*	*A minha,* **MENOS** *feia*
A minha,		*insegura*	*A minha,* **MENOS** *gorda*
A minha,		*dependente*	*A minha,* **MENOS** *velha*
A minha,		*carente*	*A minha,* **MENOS** *burra*
A minha,		*pegajosa*	*A minha,* **MENOS** *vingativa*

A minha, **MENOS** *peluda*

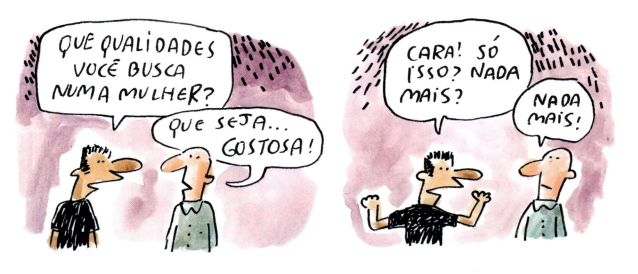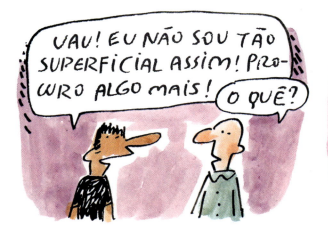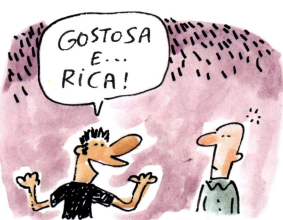

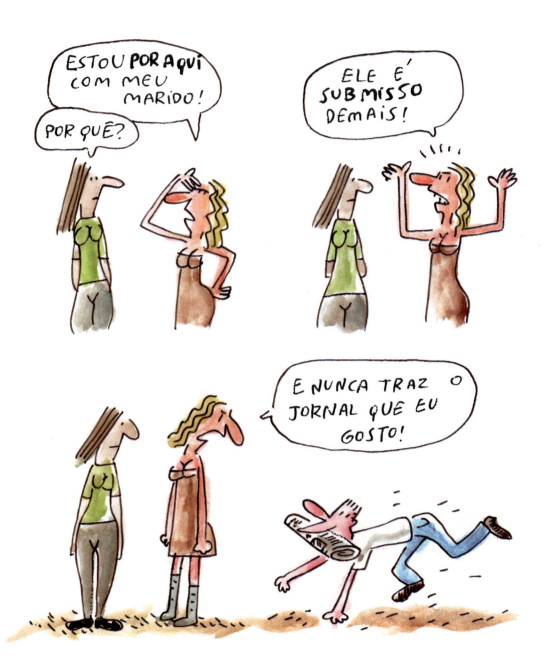

MEU MARIDO É UM HOMEM PERFEITO!

PENSANDO BEM...

QUASE PERFEITO!

FALTA SÓ SER MAIS INTELIGENTE, MAIS SINCERO, MAIS TESUDO, MAIS ROMÂNTICO, MAIS FIEL MAIS ALTO, MAIS FORTE, MAIS MADURO, MAIS CULTO, MAIS...

ENTÃO... QUAL É O SEU TIPO DE HOMEM? LOIRO, MORENO, ALTO?...

CORNO!

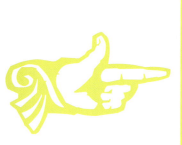

As mulheres responderam:

~~O atual~~
O atual, melhorado

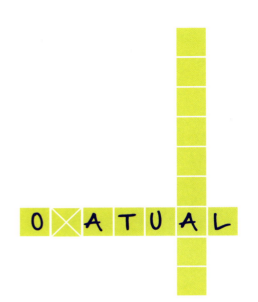

RODRIGO LOMBARDI	EDUARDO MOSCOVIS	~~BRAD PITT~~
ANTONIO FAGUNDES	SELTON MELLO	JOHNNY DEPP
JOSÉ MAYER	LÁZARO RAMOS	RICHARD GERE
CHICO BUARQUE	WAGNER MOURA	GEORGE CLOONEY
RODRIGO SANTORO	CAUÃ REYMOND	TOM CRUISE
TONY RAMOS	PAULO ZULU	JAVIER BARDEM
EDSON CELULARI	FÁBIO JÚNIOR	ASHTON KUTCHER
REYNALDO GIANECCHINI	LUCIANO HUCK	HUGH JACKMAN
ROBERTO CARLOS	WILLIAM BONNER	DAVID BECKHAM
FÁBIO ASSUNÇÃO	EIKE BATISTA	ROBERT PATTINSON

```
W W R E P I Q W T R O V I G H F W E Q D A R P V O W D A G U Q R
I J K T I F N I P O E T T I O J H T U T G T I Y H H T G I O N O
L P Y Y M O M Y U B R A D M P S O Y M F U Y T O N Y F U M D M B
L G G B N F B N M E X D G N G W M B B G O G N D X M G O N F B E
I J H N J V F I V R S L H J J O C N F B N H J L A Z A R O B F R
A K U J E L R A N T O N I O K M D J R N M U E P P D N M E H R T
M L R I R P P M W O K Q R R L H L I P I E R R Q K L P E R T P R
D N O O T E V T O K G S O T O R P O V W D O L U C I A N O L V O
T B B F B S D F P I M Y B V L P S F D X T B B Y M S X T V M D B
U R N C C W E K N V L N N S U B W C G E O R G E L W F U S S E N
V D F S H A T L M W E H F W A D F S T M D F W H E F M V W O T F
R O D R I G O S G G A K E A P Y T D N T W U A K V T T W A I N E
E C W E C S J W T Y S C W K R V B E J G E W A C T B G E K A J W
R X S R O O K C D H H D S L X O I R K D R S L R D J D R L C O S
T W X M W P L V K X T O X W W E J M L A T X W O D D A T W P S X
U A C K F N M B L S O V M S R G A J M U U C F V U O U U F R E C
I G V L T G W T E P N P V T G F V L W B I V T P S N B I T T W V
J H B P B H S F C L O S B B H P I P S N J B B S O T N J B B S B
H W A G N E R G R M U J M H Q S E I K E H M H J U L N O T L E S
B X K A F D T N V Q N K K F X J R A T E B K F K N C E B F H T K
D B O S G R G J T W F M O G B U F S G D D O G M F F D D M C G O
H K G X K V B O I O D L A N Y E R X B P H G K W P R A H B D B G
K U T V O T J K O T R O T O U F S V Y Y K T O O R S S D T K Y T
J Y F G P A U F X B T V F P Y B T G E D S O N V T T X I G B U F
O T R T P W G D A U V N R Z T U O T G K X R Z N V O O V U D G R
H U G H X M H R R F B G Q X B D G F H O C Q X G B G Q A S O H Q
N K K N W L J N J A W B S W K P K N J V W R I C H A R D W A J S
N C K M V G M K K B J T K V L M L M M G P K V T J L G P V L M K
Y O L K F H Q W T I I D L F O T O R V I T T O D I B Y B F D Q L
T D O I R E W I C O L J O R D O E I W V T O R J L E V T R T W O
K M A J C B L O D D Y S K O V M R X B N R S L T C A U A S X F E
```

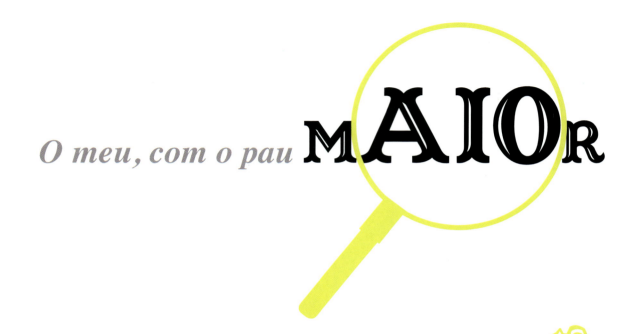

O meu, com o pau **mAIOr**

O meu, com o pau **MENor**

	M	
O meu,		fiel
O meu,		inteligente
O meu,		sincero
O meu,	**A**	romântico
O meu,		carinhoso
O meu,		amoroso
O meu,		engraçado
O meu,		gostoso
O meu,	**I**	tesudo
O meu,		cheiroso
O meu,		companheiro
O meu,		honesto
O meu,	**S**	bonito
O meu,		alto

	M	
O meu,		forte
O meu,		magro
O meu,		sensível
O meu,	**A**	responsável
O meu,		charmoso
O meu,		compreensivo
O meu,		alegre
O meu,		amigo
O meu,	**I**	culto
O meu,		corajoso
O meu,		simpático
O meu,		viril
O meu,	**S**	atencioso
O meu,		sensual

O meu, **MAIS** maduro
O meu, **MAIS** extrovertido
O meu, **MAIS** calmo
O meu, **MAIS** tarado
O meu, **MAIS** generoso
O meu, **MAIS** rico

SE VOCÊ ESCREVESSE UM

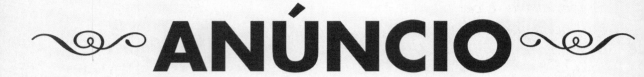

ANÚNCIO

COM O OBJETIVO DE ENCONTRAR UM

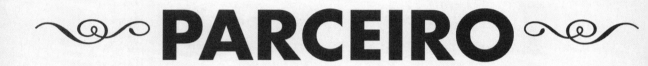

PARCEIRO

COMO VOCÊ SE DESCREVERIA?

COMO VOCÊ
DESCREVERIA
O QUE
PROCURA
EM UM
PARCEIRO?

Eu sou magra, jovem, loira, cabelos longos e lisos, romântica, compreensiva, e carinhosa. Procuro homem alto, forte, moreno, simpático, bem-humorado, rico, carinhoso, atencioso, dedicado, romântico, trabalhador, honesto, sincero, FIEL, educado, inteligente, que não fume, não beba, não use drogas, com casa própria, carro, sem filhos, bom hálito, cheiroso, bom de cama, maduro, generoso, heterossexual.

Moreno, 1,85m, bem-dotado. Procuro mulher gostosa!!!!!!!!

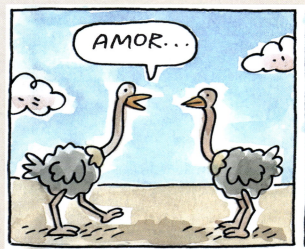
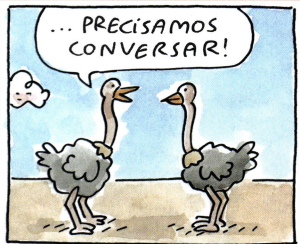
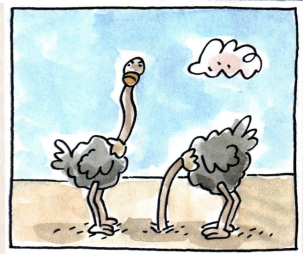

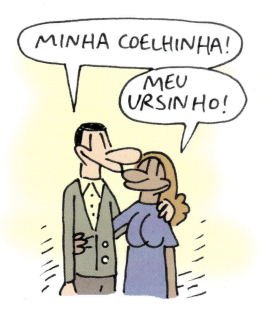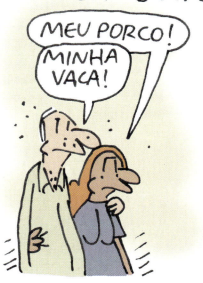

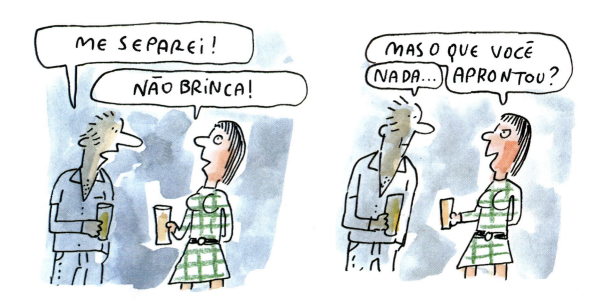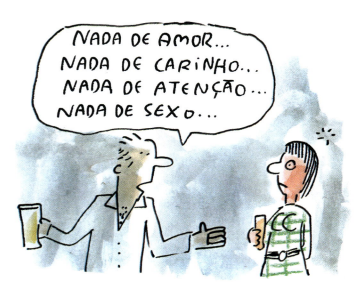

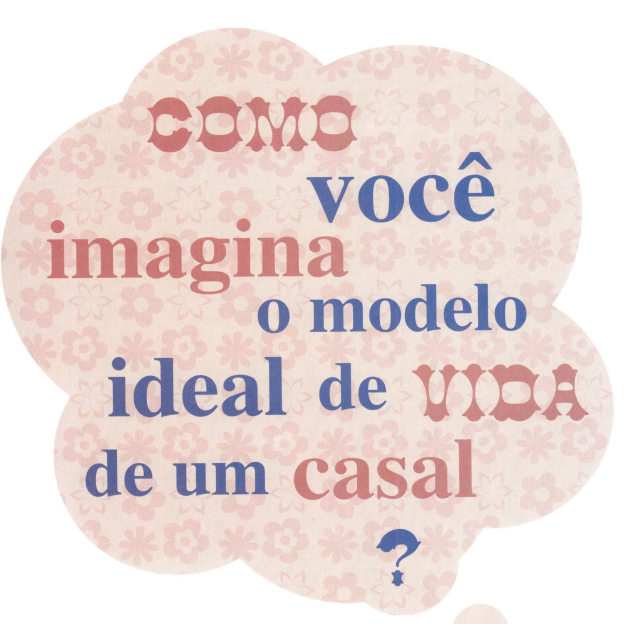

> As mulheres responderam que o modelo ideal de VIDA de um casal deve ter

FIDELIDADE
AMOR
COMPANHEIRISMO
RESPEITO
CUMPLICIDADE   FILHOS
DIÁLOGO
SINCERIDADE   INDEPENDÊNCIA
HONESTIDADE
CONFIANÇA   BOA VIDA SEXUAL
AMIZADE
IGUALDADE TRANQUILIDADE
NAMORO
ROMANCE TESÃO INTIMIDADE

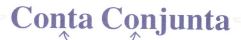

Conta Conjunta

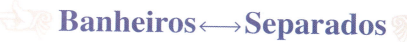

Banheiros ⟷ Separados

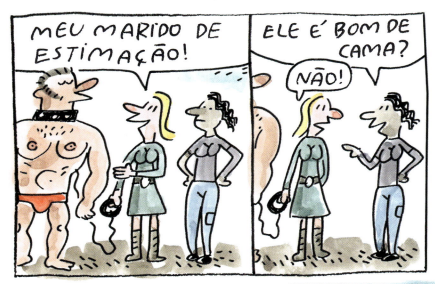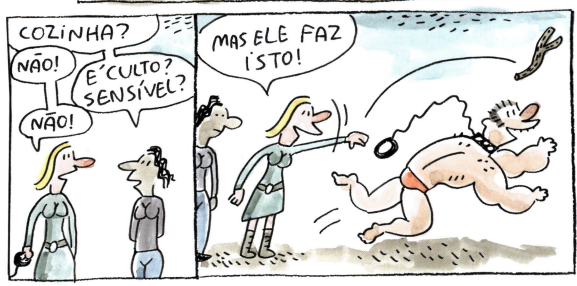

Os homens disseram que o modelo **ideal** de VIDA de um **casal** deve ter

COMPREENSÃO
RESPEITO
AMOR   CARINHO
AMIZADE
CONFIANÇA   TOLERÂNCIA
ALEGRIA   FELICIDADE
DIVERSÃO   INDEPENDÊNCIA
FIDELIDADE   LIBERDADE
PAIXÃO   PRIVACIDADE
RESPEITO ÀS DIFERENÇAS
PAZ   TRANQUILIDADE

MUITO SEXO
SUBMISSÃO DA MULHER

Quartos ←→ Separados

Casas ←→ Separadas

Relacionamento ⨯ Aberto

E não ter

**CIÚMES
COBRANÇAS
BRIGAS**

E deveria ser

Longe da

20 mil quilômetros

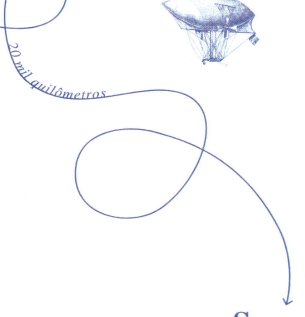

Sogra!!!!!!!!

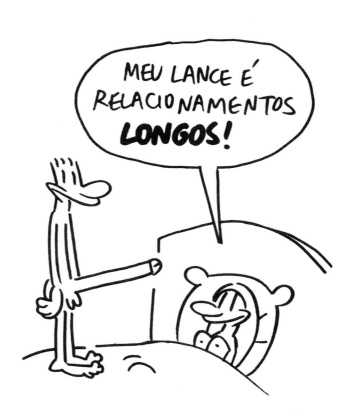

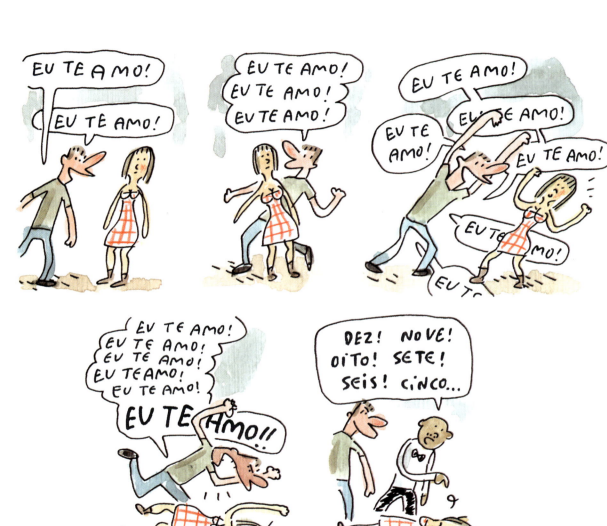

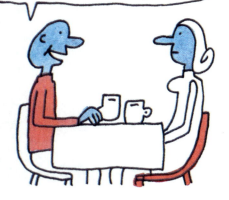
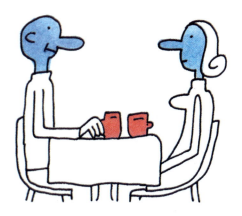
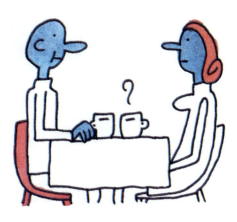
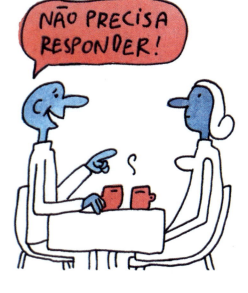

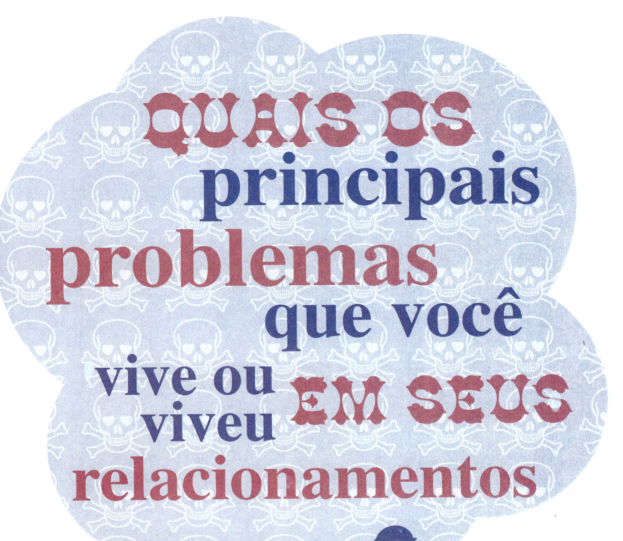

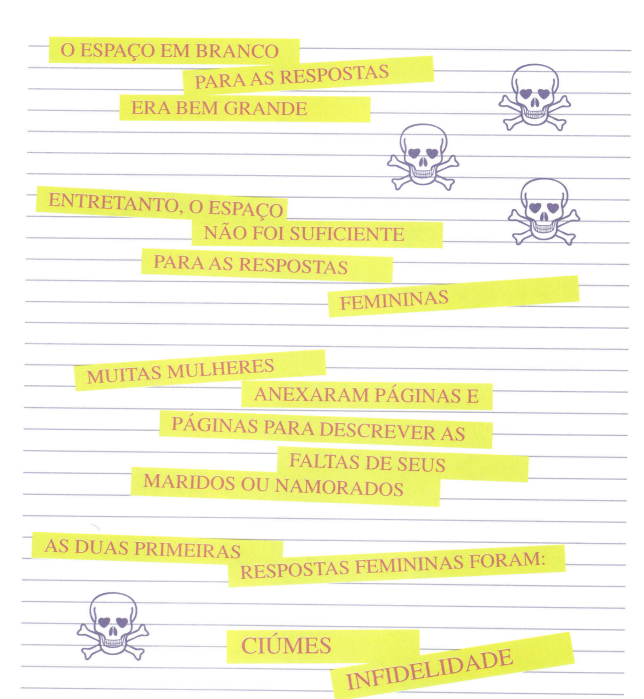

FALTA DE AMOR

FALTA DE AMIZADE

FALTA DE CARINHO

FALTA DE DIÁLOGO

FALTA DE CONVERSA

FALTA DE RESPEITO

FALTA DE RECONHECIMENTO

FALTA DE COMUNICAÇÃO

FALTA DE ESCUTA

FALTA DE CUMPLICIDADE

FALTA DE ROMANCE

FALTA DE SEXO

FALTA DE COMP

FALTA DE LIBERDADE

FALTA DE TEMPO

FALTA DE ATENÇÃO

FALTA DE SEGURANÇA

FALTA DE IN

FALTA DE INDIVIDUALIDADE

FALTA DE PAC

CIA

HEIRISMO

FALTA DE MATURIDADE

FALTA DE DINHEIRO

FALTA DE CONFIANÇA

FALTA DE SINCERIDADE

FALTA DE AFINIDADE

FALTA DE CRIATIVIDADE

CIPROCIDADE

FALTA DE RESPONSABIL

FALTA DE GRATIDÃO

FAL   E ENTREGA

FALTA DE INTENSIDADE

FALTA DE SENSIBILIDADE

FALTA DE CORAGEM

F   TA DE PONTUALIDADE

RGANIZAÇÃO

ALTA DE HU

ALEGRIA

ADE

LTA DE

AÇÃO

PERSEVERA

ILDAD

FA   A DE PAIXÃO

SERI

ALTA DE IGUALDADE

DE

FALTA... FALTA... FALTA...

TA DE INT   DADE

FALTA DE TUDO!

FALTA DE RISADA

OS HOMENS

RESPONDERAM:

CIÚMES

FALTA DE COMPREENSÃO

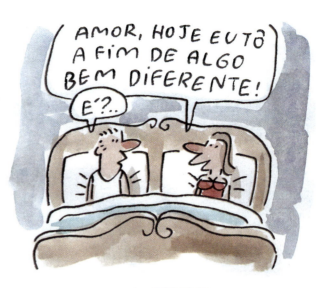
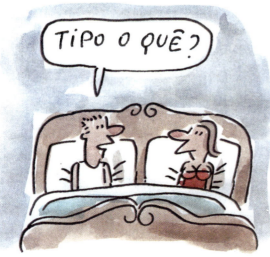
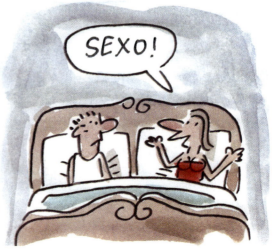

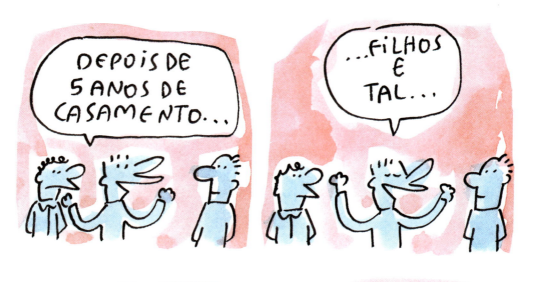

Médica, 51 anos

Outro dia me olhei no espelho e me achei muito bonita. Estava em casa, sozinha, com uma calça de malha preta, uma camiseta preta, sozinha, toda bonitinha, combinando. Fui casada a vida inteira. Meu marido chegava em casa e eu estava com a pior roupa do mundo: calcinha enorme cuja cor não combinava com a do sutiã, roupas feias e velhas. E mal-humorada, de cara fechada, emburrada, reclamava quando ele chegava tarde porque ficava tomando chopinho com os amigos. Sem um sorriso, um carinho, uma palavra doce. Cheguei à triste conclusão de que o casamento traz à tona o nosso pior. Com a desculpa da roupa confortável, usamos a nossa pior roupa em casa. Coisas que não fazemos com os nossos amigos, ou com pessoas que não conhecemos, fazemos com o nosso marido. Até ficar com mau hálito, ou ser agressiva, fazer cara feia. Depois que me separei, a primeira coisa que fiz foi limpar todo o meu guarda-roupa, dar todas as roupas velhas e feias. Até as calcinhas para ficar em casa são mais bonitas hoje do que quando estava casada. Hoje, estou muito mais atenta para como eu sou de verdade, busco o meu melhor, não o meu pior. O casamento me fez virar funcionária pública, achava que tinha estabilidade, segurança e não precisava cuidar dele, nem de mim. Agora cuido muito mais de mim, estou mais atenta para as relações que tenho, sou muito mais cuidadosa com os outros. O casamento é um tipo de prisão invisível: parece confortável mas vai te destruindo aos poucos, deixando só o lado desagradável. Pena que eu só descobri a liberdade aos 50. Poderia ter sido antes.

Estatístico, 45 anos

Minha mulher quer a casa intocável, sem barulho, sem sujeira.... Se deixo uma coisinha fora do lugar ela fica louca. Fumar, nem pensar.... Tenho que sair de casa para fumar em paz. Não posso ouvir música nem ver TV, tudo atrapalha o sono dela, a leitura dela... Durmo em quarto separado porque ela reclama que eu me mexo muito, que ronco... Ela reclama até quando estou sem fazer nada, quieto, no sofá, pensando... Ela se irrita com tudo... Eu digo para ela: eu existo, eu respiro, eu me mexo... Ou você acha que se casou com uma estátua?

Analista de sistema, 57 anos

Quando comecei a namorar minha mulher, eu usava óculos enormes, roupas largas, cabelos muito compridos, um bigode ridículo, quase não lia, não ia ao cinema ou ao teatro, tinha um emprego péssimo, ganhava uma miséria. Ela mudou completamente a minha vida, sou outro homem depois dela, todo mundo reconhece isso. Ela é a mulher da minha vida, sem ela minha vida não teria o menor sentido.

Engenheiro, 54 anos

A minha mulher vive reclamando de mim. O cardápio das reclamações só aumenta. Uma hora é porque não sou carinhoso, outra porque não quis dar o presente que ela queria, outra porque não elogiei a roupa nova, outra porque reclamei da comida, outra porque não quis ver o filme que ela queria. Eu me esforço muito, mas ela está sempre insatisfeita. Eu me sinto o pior marido do mundo. E nem sexo fazemos mais.

Só briguinhas, chateações, reclamações. Eu só queria aprender direitinho o que a faz feliz... Mas parece uma missão impossível....

Engenheiro, 60 anos

O casamento, a díade, vive sob a ameaça do cotidiano, da repetição, daquela coisa chata, burocratizada. A gente tem que ficar de olho nisso, de não manter uma relação com uma pessoa como se fosse algo tipo um relógio: tal hora almoçamos, tal hora fazemos amor. Precisa acontecer alguma coisa espontânea, um pouco mais alegre e apaixonada, para que você possa valorizar esse encontro dentro de casa. Manter um certo encantamento, um enamoramento permanente com a mulher amada.

Músico, 33 anos

As mulheres estão cada vez mais exigentes. Querem que nós sejamos delicados, atenciosos, femininos, mas também que sejamos fortes, poderosos e paguemos todas as contas. Tive uma namorada exatamente assim, ela exigia demais. Diria até que ela era autoritária. Na cama era um monte de ordens: chupa aqui, não mexa aqui, pega o óleo, não faça barulho, beija aqui, não me lambuza... Era tanta demanda que eu não conseguia ficar de pau duro. Só que nunca contei essa história para os meus amigos... Eles iriam pensar que sou veado.

Professora, 50 anos

Felizes as pessoas que conseguem transformar o amor, a paixão, o tesão, numa amizade amorosa e cerimoniosa. O amor acaba, porque essa coisa de mulher grávida, menstruada, fedendo, acordando todo dia junto, o cotidiano tira muito do encanto e do mistério da relação.

A intimidade traz desagrado: é a coisa de você entrar na privada, cagou, fica fedendo. O amor acaba, mas, se as pessoas são inteligentes, fica uma grande camaradagem, ficam amiguinhas, cúmplices, solidárias, tem a pirralhada que cresce, a relação deles passa a ser em função das crianças e acaba de ir para as picas. Eles ficam juntos como numa empresa, numa empreitada: criar os filhos. É o que me parece que são os casamentos, bem ou malsucedidos. No mais, brigam pra cacete, sai porrada, o cara tem amante, a mulher depois de muito tempo acaba tendo também, com uma puta culpa, se considerando puta.

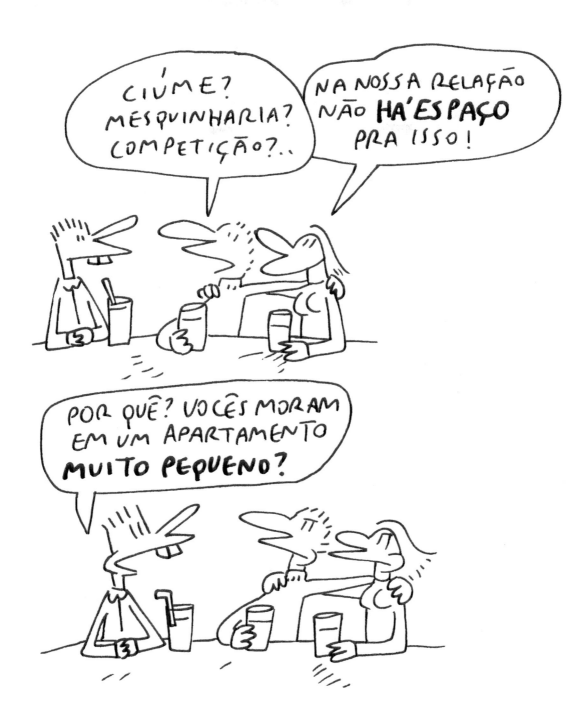

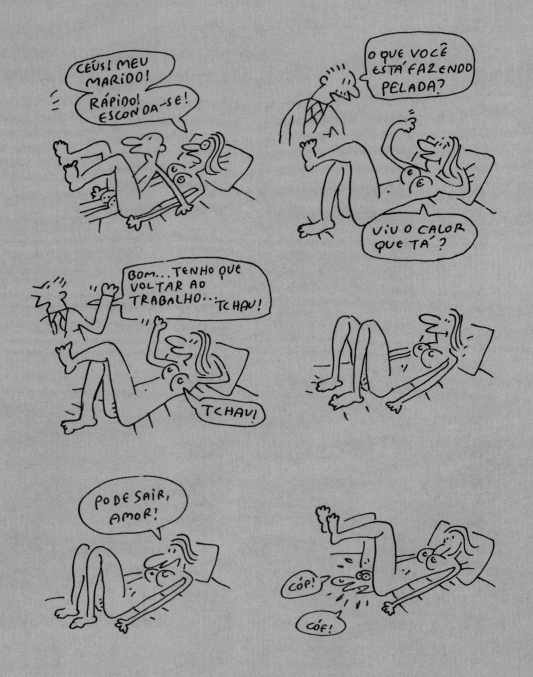

MEU CASAMENTO É ABERTO!
SÓ NÃO CONTA
PRA MINHA MULHER!

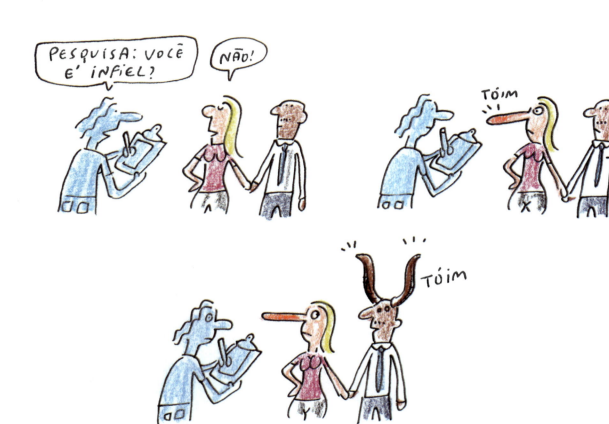

Para VOCÊ, o que é SER infiel?

{ Os homens disseram que ser infiel é... }

- ✓ ESTAR COM UMA PESSOA E TRANSAR COM OUTRA
- ✓ TRAIR A CONFIANÇA DA PARCEIRA
- ✓ MENTIR
- ✓ MUITO RELATIVO
- ✓ QUESTÃO DE PONTO DE VISTA
- ✓ NÃO É NADA DEMAIS
- ✓ UMA ALTERNATIVA
- ✓ VARIEDADE SEXUAL
- ✓ INSATISFAÇÃO SEXUAL
- ✓ CARÊNCIA SEXUAL
- ✓ FUGIR DA ROTINA
- ✓ CURTIR A VIDA
- ✓ PRAZER
- ✓ SITUAÇÃO
- ✓ OPORTUNIDADE
- ✓ CIRCUNSTÂNCIA
- ✓ MOMENTO
- ✓ DESTINO
- ✓ SORTE
- ✓ CURIOSIDADE
- ✓ DIVERSÃO
- ✓ DESEJO
- ✓ ATRAÇÃO
- ✓ VONTADE
- ✓ NECESSIDADE
- ✓ TESÃO
- ✓ FANTASIA

- ✓ AVENTURA
- ✓ EXPERIÊNCIA
- ✓ EMBRIAGUEZ
- ✓ BOBEIRA
- ✓ BURRICE
- ✓ SÓ SERVE PARA CONTAR PARA OS AMIGOS
- ✓ INFLUÊNCIA DOS AMIGOS
- ✓ O QUE É SER INFIEL?
- ✓ NÃO EXISTE INFIDELIDADE
- ✓ CANALHICE
- ✓ SACANAGEM
- ✓ GALINHAGEM
- ✓ SER FILHO DA PUTA
- ✓ O QUE EU SOU
- ✓ PERSONALIDADE
- ✓ LIBERDADE
- ✓ VOCAÇÃO
- ✓ INSTINTO
- ✓ ESSÊNCIA
- ✓ IMPULSO
- ✓ GENÉTICO
- ✓ HORMÔNIO
- ✓ CARNE FRACA
- ✓ HUMANO
- ✓ NORMAL
- ✓ NATUREZA MASCULINA

MEU MARIDO É MUITO LEGAL! NÃO TEM CIÚMES DE MIM!

SÓ TENHO CIÚMES DA MINHA AMANTE!

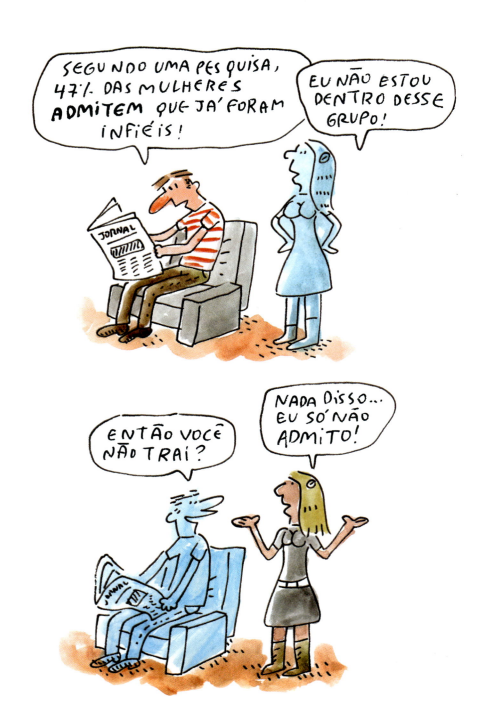

{ As mulheres disseram que ser infiel é... }

- ☑ TRAIR A CONFIANÇA DO PARCEIRO
- ☑ ESTAR COM UMA PESSOA E TRANSAR COM OUTRA
- ☑ MENTIR
- ☑ INSATISFAÇÃO COM O RELACIONAMENTO
- ☑ PROBLEMAS NO RELACIONAMENTO
- ☑ CRISE DO RELACIONAMENTO
- ☑ FALTA DE AMOR
- ☑ FALTA DE RESPEITO
- ☑ FALTA DE COMPROMISSO
- ☑ FALTA DE PRINCÍPIOS
- ☑ FALTA DE COMPANHEIRISMO
- ☑ FALTA DE AMIZADE
- ☑ FALTA DE HONESTIDADE
- ☑ FALTA DE SINCERIDADE
- ☑ FALTA DE COMUNICAÇÃO
- ☑ FALTA DE DIÁLOGO
- ☑ FALTA DE SERIEDADE
- ☑ FALTA DE RESPONSABILIDADE

- ☑ FALTA DE CARÁTER
- ☑ FALTA DE CARINHO
- ☑ FALTA DE DESEJO
- ☑ FALTA DE ROMANCE
- ☑ FALTA DE AMOR-PRÓPRIO
- ☑ FALTA DE CORAGEM
- ☑ FALTA DE MATURIDADE
- ☑ FALTA DE ATENÇÃO
- ☑ FALTA DE INTIMIDADE
- ☑ FALTA DE SEXO
- ☑ AUTOAFIRMAÇÃO
- ☑ AUTOESTIMA
- ☑ CARÊNCIA
- ☑ SOLIDÃO
- ☑ RAIVA
- ☑ VINGANÇA
- ☐
- ☐

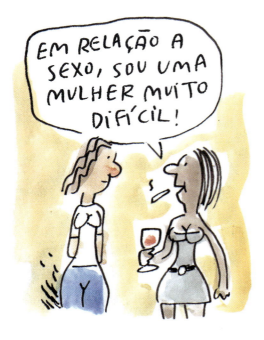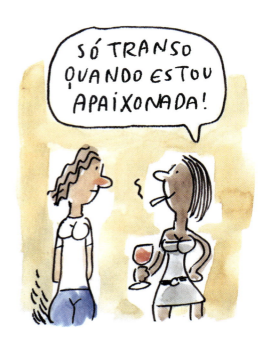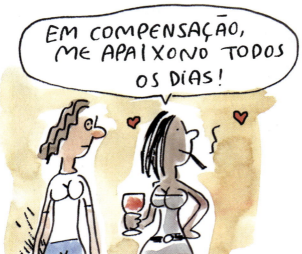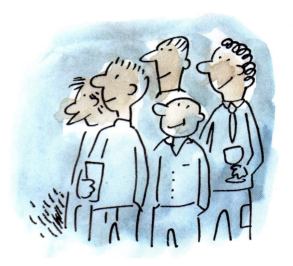

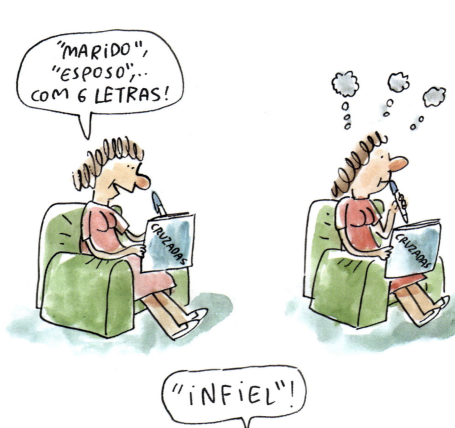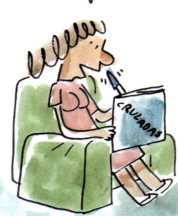

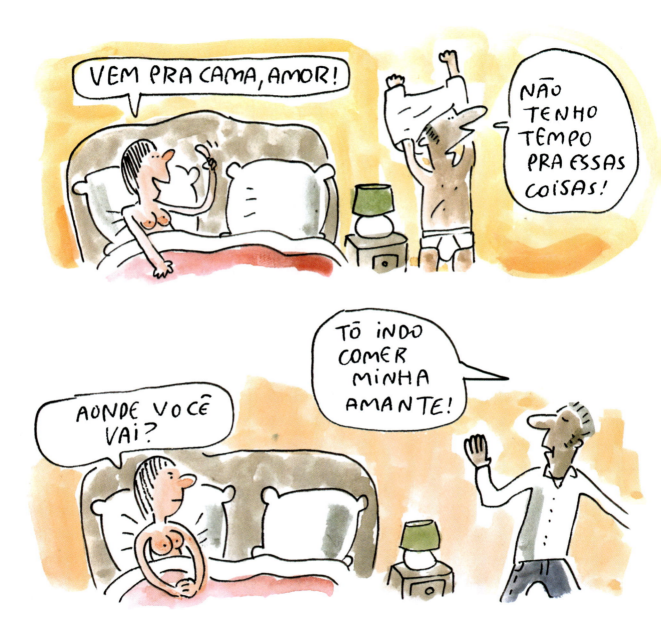

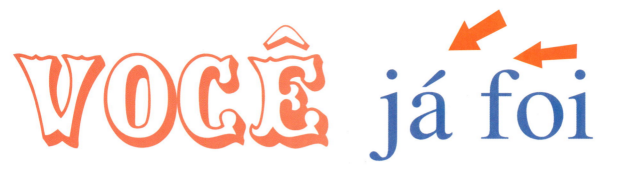

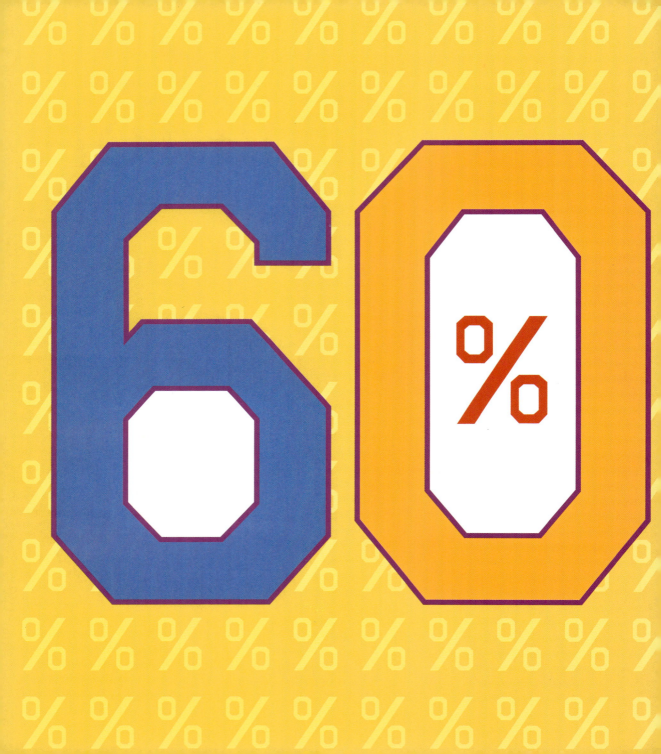

dos **HOMENS**

pesquisados *dizem que*

já *foram*

→ **INFIÉIS**

Eles apontam as seguintes razões

para a **infidelidade:**

Natureza
Essência
Instinto
Vocação
Índole
Hormônios
Genes
DNA

Sacanagem
Galinhagem
Carne fraca
Testicocefalia

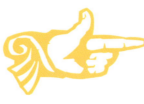

Carnaval
Pressão dos amigos
Hobby
Diversão
Bebida
Pressão das mulheres
Assédio sexual

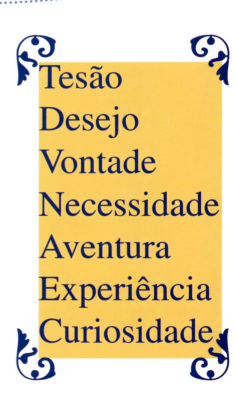

Tesão
Desejo
Vontade
Necessidade
Aventura
Experiência
Curiosidade

Imaturidade
Insegurança
Fraqueza
Ilusão
Bobeira
Burrice

Rotina
Monotonia
Acomodação
Enjoo
Não dá pra comer feijão
com arroz todos os dias

OPORTUNIDADE
MOMENTO
CIRCUNSTÂNCIA
VIAGEM
SORTE

MACHISMO
STATUS

NÃO LEMBRO

SOU FIEL A MIM

SOU HOMEM ✓

Porque sim!
Por que não?

SOU UM HOMEM CASEIRO!

VIVO NA CASA DA MINHA AMANTE!

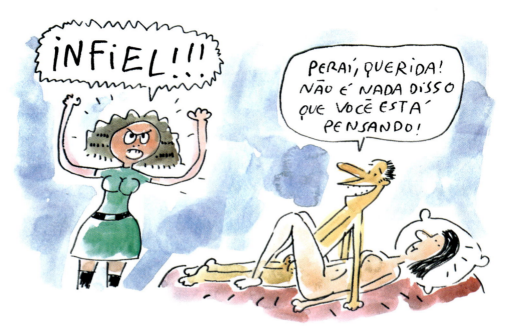
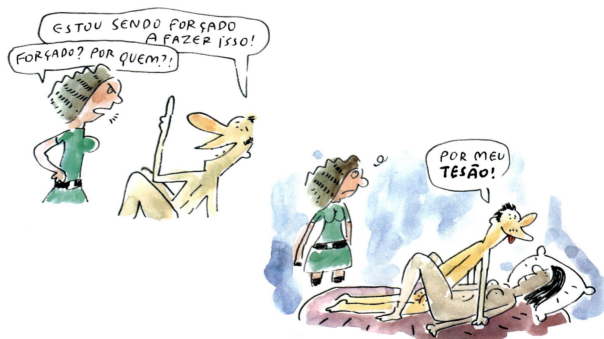

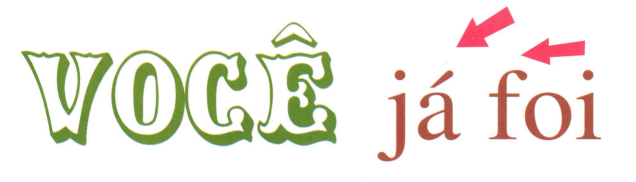

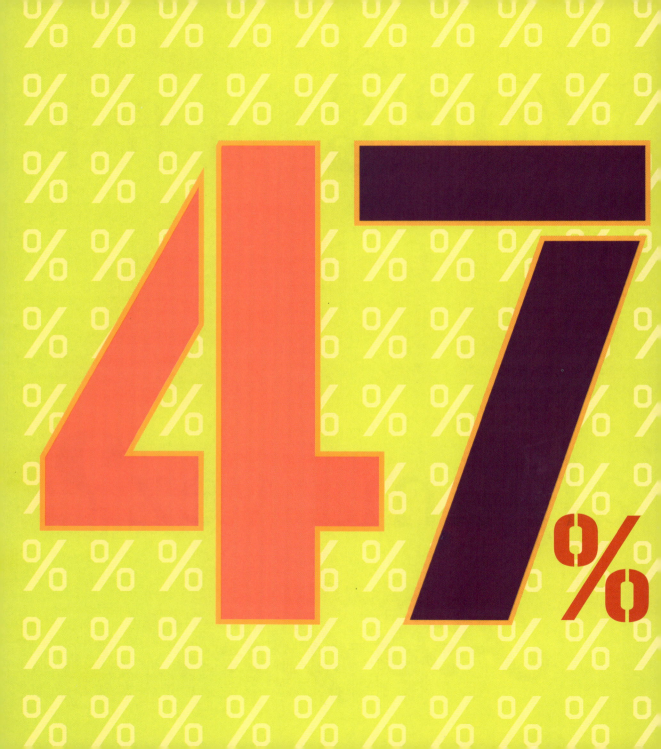

das **MULHERES**
pesquisadas *dizem que*
já *foram*
→ **INFIÉIS**
Elas apontam as seguintes **razões**
para a **infidelidade:**

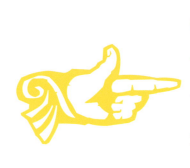

Insatisfação com o marido
Insatisfação com o namorado
Problemas no casamento
Problemas no namoro
Frustrações
Crises

AUMENTAR A AUTOESTIMA

VINGANÇA
RAIVA

= Solidão + Carência

FALTA DE AMOR

FALTA DE CARINHO

FALTA DE ROMANCE

FALTA DE DESEJO

FALTA DE RESPEITO

FALTA DE ATENÇÃO FALTA DE SEXO

FALTA DE ENTREGA

FALTA DE RECONHECIMENTO

FALTA DE PAIXÃO FALTA DE ESCUTA

FALTA DE INTERESSE

FALTA DE SENSIBILIDADE

FALTA DE INTENSIDADE

FALTA DE COMUNICAÇÃO

FALTA DE COMPROMISSO

FALTA DE DIÁLOGO

FALTA DE AMIZADE FALTA DE DINHEIRO

FALTA DE INTIMIDADE

FALTA DE CONFIANÇA

FALTA DE CRIATIVIDADE

FALTA DE ELOGIO

FALTA DE GRATIDÃO

FALTA DE MASSAGEM

FALTA DE ABRAÇO

FALTA DE LIBERDADE

FALTA DE RECIPROCIDADE

FALTA DE DEDICAÇÃO

FALTA DE VIVER

FALTA DE COMPANHEIRISMO

FALTA DE BEIJO

FALTA DE GENEROSIDADE

FALTA DE CUMPLICIDADE

FALTA DE TEMPO

FALTA DE TUDO

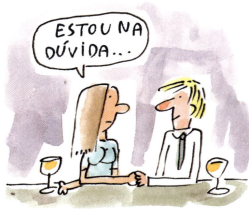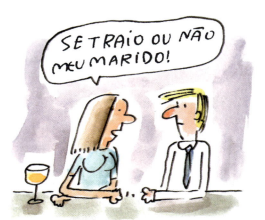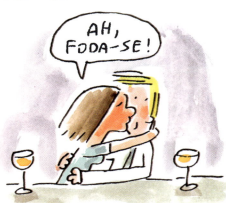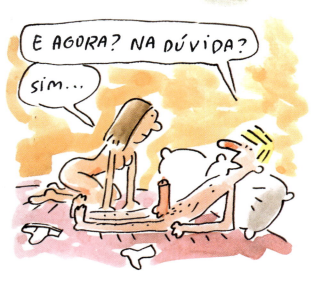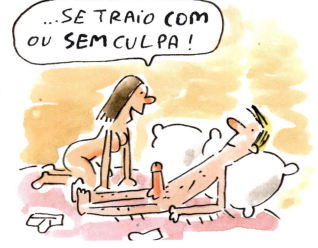

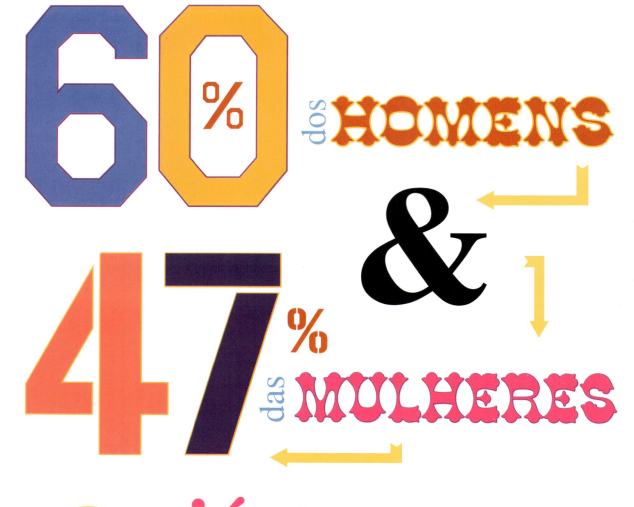

Os **homens** usam a desculpa da *natureza masculina.*

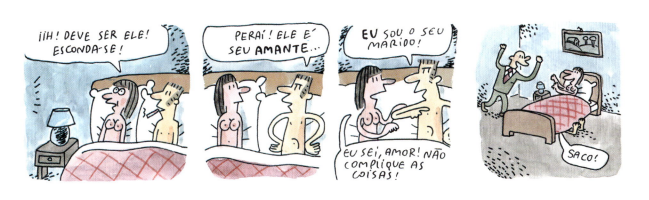

As **mulheres** dizem que seus parceiros, *com suas faltas e defeitos*, são os responsáveis por suas infidelidades.

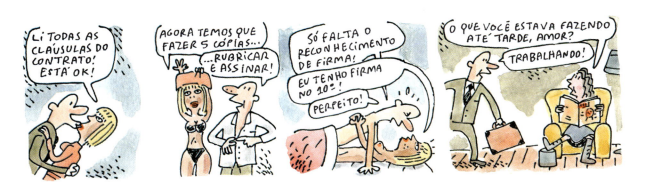

A MULHER, mesmo quando trai, se coloca como vítima, dizendo que no máximo REAGE à dominação masculina. A CULPA da traição é SEMPRE do HOMEM.

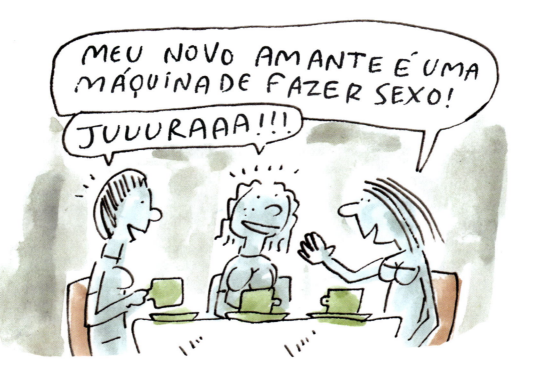
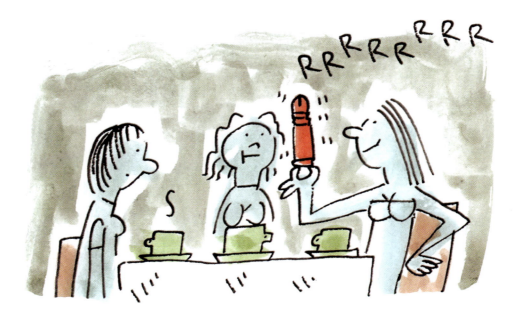

Advogado, 50 anos

Sabe qual é o maior paradoxo? O cafajeste é o cara mais fiel do mundo. Ele é o único que faz com que as mulheres se sintam únicas. Cada mulher com quem ele se relaciona se sente especial na vida dele. E é isso o que uma mulher quer ser: especial, única, ou melhor, ela quer acreditar que é a única. O cafajeste é o único cara que consegue transar com dez mulheres e fazer com que cada uma das dez se sinta a única na vida dele. Não é isso o que as mulheres querem? Ser única? Então o cafajeste é o cara mais fiel do mundo. É o único que faz com que dez mulheres acreditem que ele é fiel e que elas todas são únicas. Moral da história: é melhor ser cafajeste do que um cara fiel, porque elas acreditam mais no cafajeste do que em nós. Não é um paradoxo maluco?

Jornalista, 63 anos

Eu acho que é possível gostar de duas pessoas ao mesmo tempo. É a velha discussão paixão versus amor. Existem sentimentos de afetividade permanentes que se aprofundam, e existe um desejo natural de experimentar novas emoções, novas sensações, novas aventuras. Na sociedade em que nós estamos, isso não é aceito, então uma das relações tem que ser clandestina. Acho que muitos homens não têm relacionamentos com outras mulheres por puro medo, medo do desconhecido, de desestruturar o casamento, de não segurar a barra, de broxar. Às vezes é pura covardia e não amor pela esposa. Concordo com Wilhelm Reich que dizia que se um cachorro amarrado não foge, ninguém por isso o considerará um companheiro fiel.

Agrônomo, 40 anos

Essa coisa de falar tudo eu acho "sincericídio": é a sinceridade quando é homicida. Não tem nada a ver. Eu não falo, a não ser que seja necessário. Eu não acho que se deva falar tudo, não, a menos que esteja atrapalhando. O que é a traição? É quando você está sacaneando a pessoa, fazendo mal. Se você está envolvido com alguém, casado, tem uma transa com outra pessoa, não necessariamente está sacaneando a sua mulher nem fazendo mal. Então, não precisa falar. Fazer mal, no caso, seria contar, seria um "sincericídio". A maior parte das vezes, essas transas não significam absolutamente nada. Se o cara conta é porque ele quer sacanear a mulher ou se sacanear. Acho que é um lance meio sadomasô. Ele quer fazer a mulher sofrer e também quer sofrer. Porque, se ele deixasse passar, com o tempo essa transa perderia o significado, poderia ser até totalmente esquecida. Mas, contando, não, ela vai existir para sempre. Mesmo que a mulher perdoe, a mágoa fica, a cobrança fica, a insegurança fica. Nunca mais ela vai voltar a confiar nele.

Publicitário, 42 anos

O argumento de alguns homens para a poligamia é que no mundo inteiro há mais mulheres do que homens, então é necessário que o homem tenha mais de uma mulher. Parece mais uma desculpa de quem quer sair por aí soltando a franga do que uma coisa sincera. Também acho que é um folclore, um pretexto baixo para você pular a cerca, dizer que é porque vai melhorar o casamento, como muitas pessoas dizem. Acho que a maioria não tem a coragem de dizer por que na verdade tem outra, pois no meu meio social isso pega muito mal. Logo as pessoas pensam: e a sua mulher, como se sente sendo traída?

Funcionária pública aposentada, 68 anos

Ele tem 40 anos, a mulher dele tem 32. Ele diz que está comigo porque sou carinhosa, compreensiva, alegre. Ele me chama de sweetheart. Eu adoro! Reclama que a mulher dele é muito mandona, briga muito, exige demais. Ele morre de medo dela. Sabe como ele chama a mulher? Madame Mim, bruxa, megera... Ele sente falta de carinho, de aconchego, quer alguém que cuide dele, que o admire, que o respeite. Sei que não é por falta de opção que ele está comigo. Então, eu capricho. Estou sempre cheirosa e arrumada, sou supercarinhosa, cuido dele, faço muita massagem, preparo comidinhas gostosas, sou compreensiva, atenciosa, digo que ele é o melhor amante do mundo. Ele quer alguém que ria das brincadeiras bobas que ele gosta de fazer. Nós dois rimos muito quando estamos juntos. Coisa que ele não consegue fazer com a mulher, que está sempre reclamando de tudo. Não cobro nada, não reclamo de nada. E ele sempre volta para mim.

Economista, 50 anos

Queria ver essas pessoas que se dizem tão abertas, o cara completamente apaixonado pela mulher e ela tendo um caso. Eu acho que o natural, quando se ama, é um desejo de exclusividade. Você não tem vontade de ter mais ninguém, não dá para se dividir, não dá para estar pela metade com uma mulher. Ou a entrega é total ou não é amor. Eu vou contar por que eu sou monogâmico: eu sou um cara apaixonado. Quando o sujeito está apaixonado, ou ele tem uma ou ele acaba e vai ter outra. Não dá para ter duas. Eu não consigo me apaixonar por duas mulheres. Isso impede esse uso machista de dizer que dá para ter três, quatro, cinco ao mesmo tempo. Eu não posso. Eu jamais seria um daqueles coronéis com duas casas.

Estatístico, 45 anos

Minha mulher me contou que teve um caso. Eu preferia mil vezes não saber, não sei por que ela me contou. Na verdade, acho que foi para eu me sentir culpado. Há alguns meses, eu não transava mais com ela, não ficava com ela, não lhe dava muita atenção. Estou cheio de problemas no trabalho, problemas de saúde, no meio de uma crise pessoal enorme. Ela diz que teve um caso porque não se sentia mais desejada por mim. O que não é verdade, pois eu desejo e amo muito minha mulher. Só não consigo transar, não é culpa dela ou minha. Às vezes acho que é a própria estrutura do casamento que cria essas dificuldades. A gente fica muito seguro, acha que a mulher pode aguentar os problemas, superar as crises. Só que ela foi à luta, não ficou esperando minha crise passar. Ela acha que tenho outra mulher. Não tenho, mas ela não acredita. Acha impossível um homem ficar um ou dois meses sem transar. Depois dizem que nós é que somos machistas.

Arquiteto, 37 anos

Mesmo que racionalmente eu saiba que ela pode transar com outros homens, eu não quero saber. Eu prefiro acreditar que ela sempre foi e sempre será fiel. Eu não quero saber, não fico buscando provas de traição. Ao contrário, prefiro não procurar, pois, se procurar vou, com certeza, acabar achando. E aí vou ter que tomar uma decisão. Não importa se é verdade ou não, o importante é que eu acredite que ela é fiel. Lógico que ela tem toda a liberdade de não ser. Só não quero que a suspeita atrapalhe a nossa relação. Nesse caso, acredito muito naquele dito popular: é mais importante parecer ser uma mulher direita do que ser. No meu caso, o fato de ela parecer fiel já me deixa tranquilo. O que não quer dizer que ela seja.

Advogado, 39 anos

Eu acho que essa é a grande contradição da nossa cultura: por um lado, todo mundo tem uma expectativa de exclusividade, por outro, você tem a vontade poligâmica. Todo mundo quer ser o único, mas não quer ter um único. Acho que isso é estrutural, todo mundo na nossa sociedade vive esse conflito. Acho impossível você não sentir atração por outras pessoas. É literalmente absurdo. Todo mundo sente atração por outras pessoas, isso é natural. É da própria condição humana. Agora tem gente que não concretiza. Ou é daquele tipo ultraconformista, burguês, cheio de moralismos babacas, ou é aquele tipo reprimidaço, que nem olha para outra mulher. Pode ser também que ele queira ter uma outra, mas não consegue, porque é gordo, baixinho, careca e broxa, para quem nenhuma mulher vai dar bola.

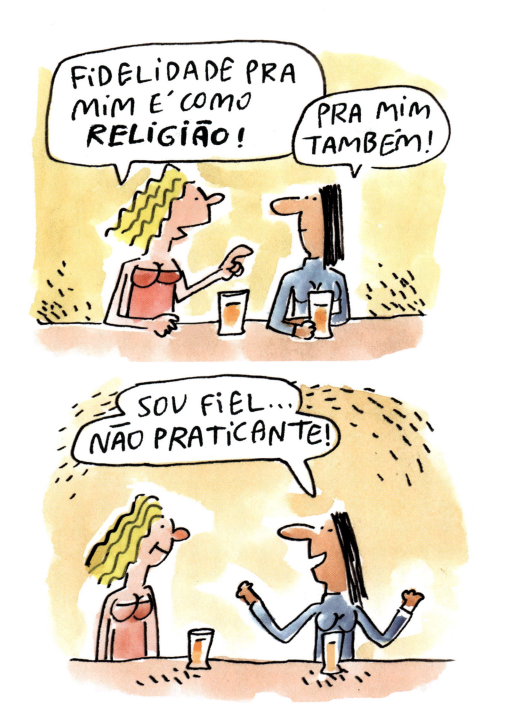

FUCKING FREAK SHOW

O INCRÍVEL HOMEM QUE SOLTA FUMAÇA PELAS ORELHAS

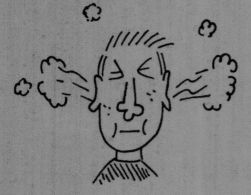

A FANTÁSTICA MULHER COM PELOS NO NARIZ

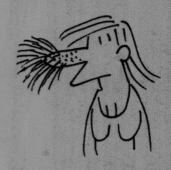

O EXTRAORDINÁRIO HOMEM QUE COME OS PRÓPRIOS PÉS

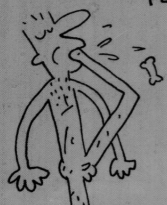

A INACREDITÁVEL MULHER QUE NÃO DISCUTE RELAÇÃO

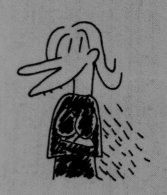

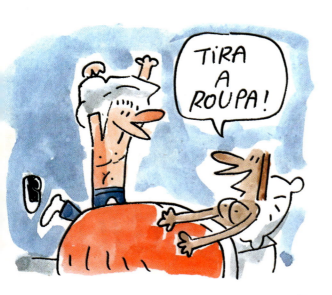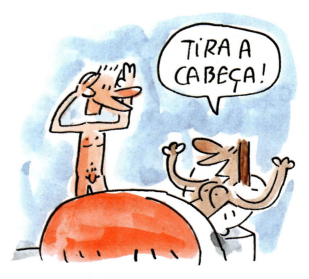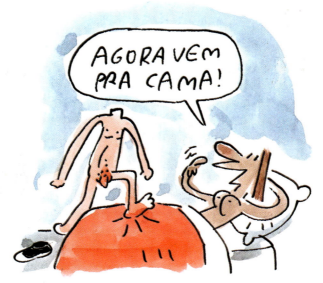

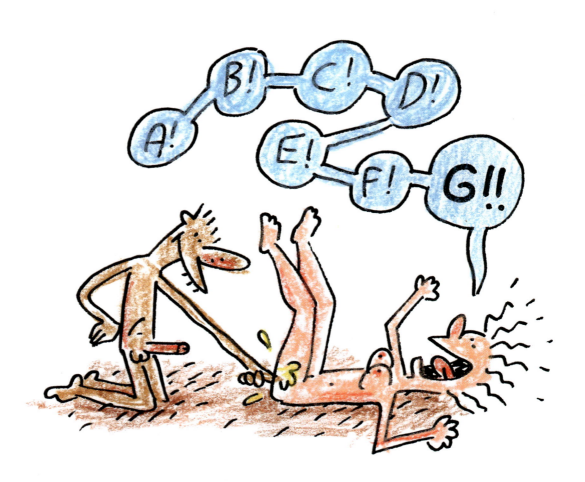

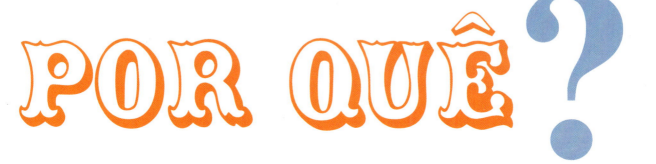

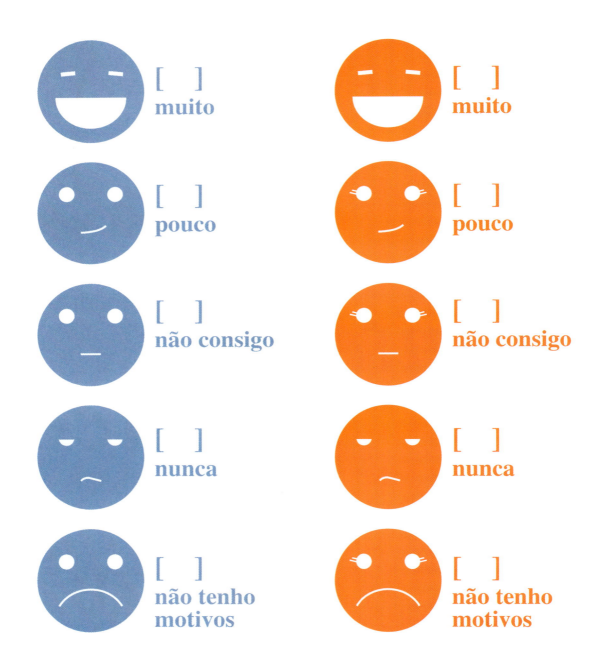

MULHERES = 32% = pouco

√ Sou muito séria
√ Sou muito crítica
√ Sou muito ocupada
√ Sou muito preocupada
√ Sou muito tensa
√ Sou muito estressada

√ Trabalho muito
√ Não tenho motivos
√ Não tenho tempo
√ Tenho preguiça
√ Tenho vergonha

HOMENS = 84% = muito

√ Tenho amigos
√ Tenho bom humor

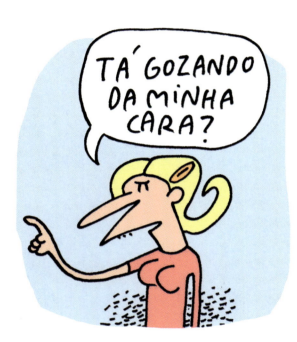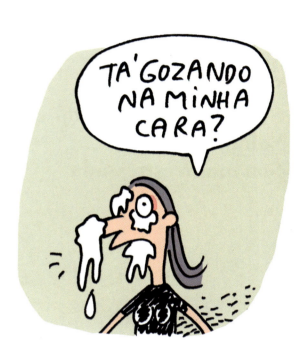

Você gostaria de **RIR** *mais*?

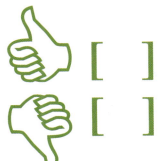 [ ] sim
[ ] não

POR QUÊ?

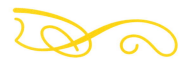 **HOMENS**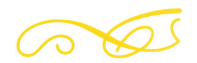

60% 👎 não

√ Já rio muito

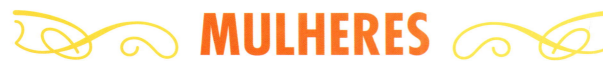

MULHERES

60% 👍 sim

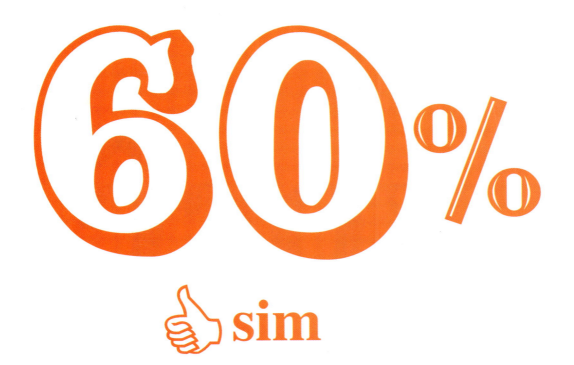

√ Mexe os músculos da face e retarda o envelhecimento
√ Rejuvenesce
√ Deixa a vida mais leve
√ É importante para a saúde
√ Passa uma boa imagem
√ Rir é o melhor remédio
√ Faz bem para a alma
√ É gostoso

√ Fico mais bonita
√ Fico mais atraente
√ Fico mais sedutora
√ Fico mais gostosa
√ Fico mais feliz
√ Fico mais divertida
√ Fico mais leve
√ Fico mais jovem

O que FAZ VOCÊ RIR?

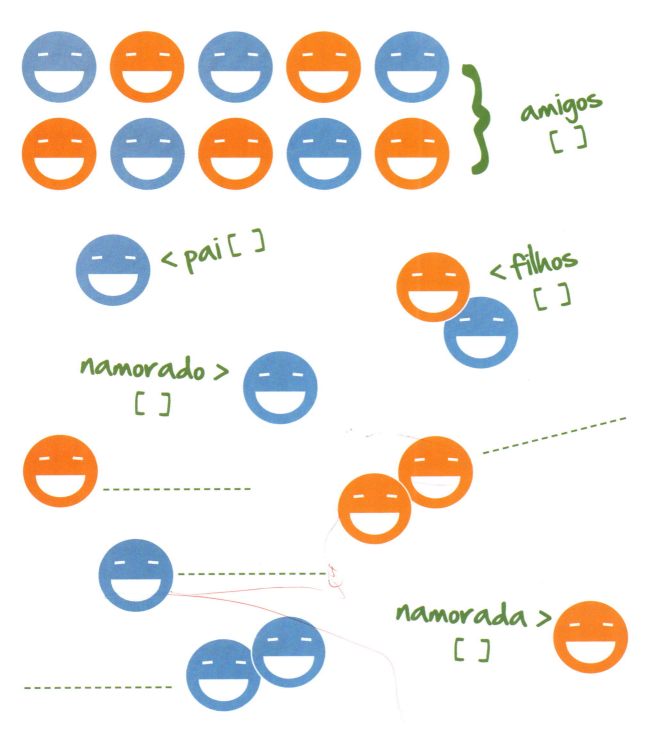

MULHERES

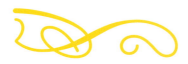
< pai

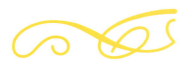
< filhos

namorado >

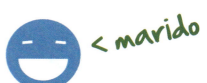
< marido

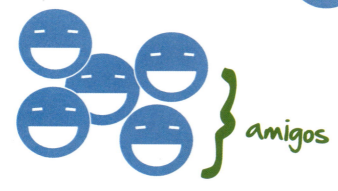
amigos

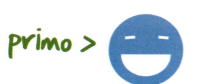
primo >

< tio

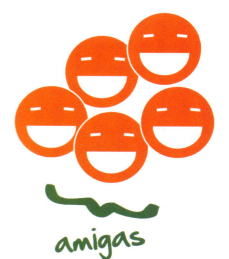
amigas

HOMENS

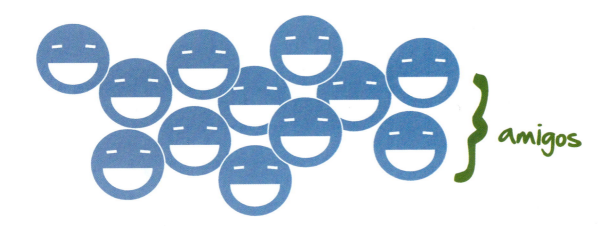

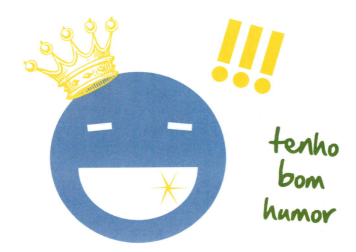

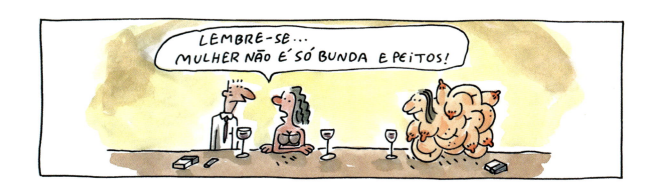

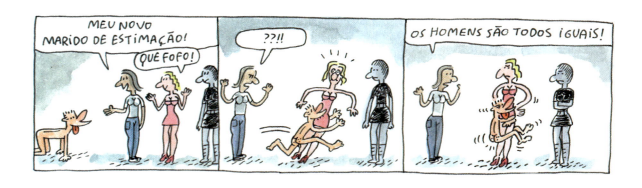

EM QUE ambiente ou situação você RI mais?

HOMENS

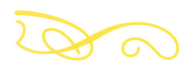
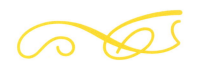
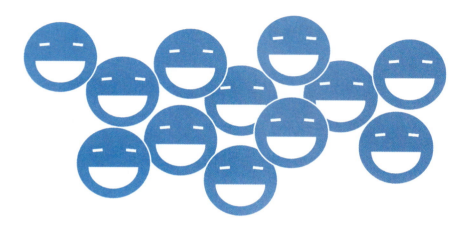

com amigos

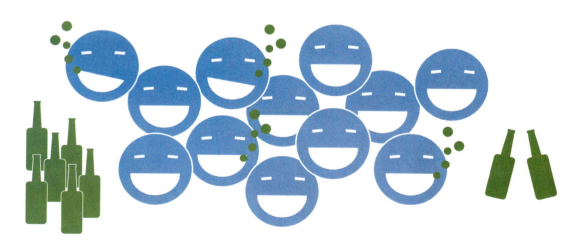

mesa de bar com amigos

MULHERES

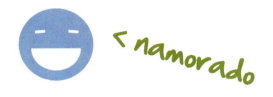
< namorado

< marido

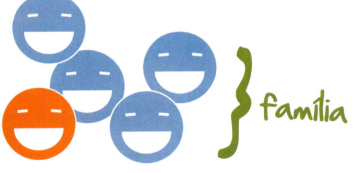
} família

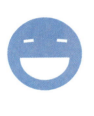

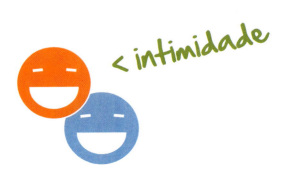
< intimidade

Você RI mais

**dos outros [ ]
ou de
você [ ]?**

POR QUÊ?

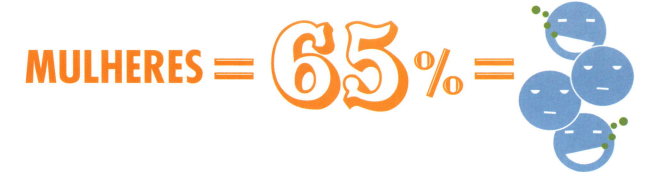

[√] dos outros

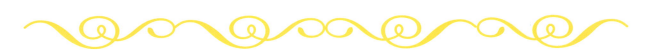

[√] de mim

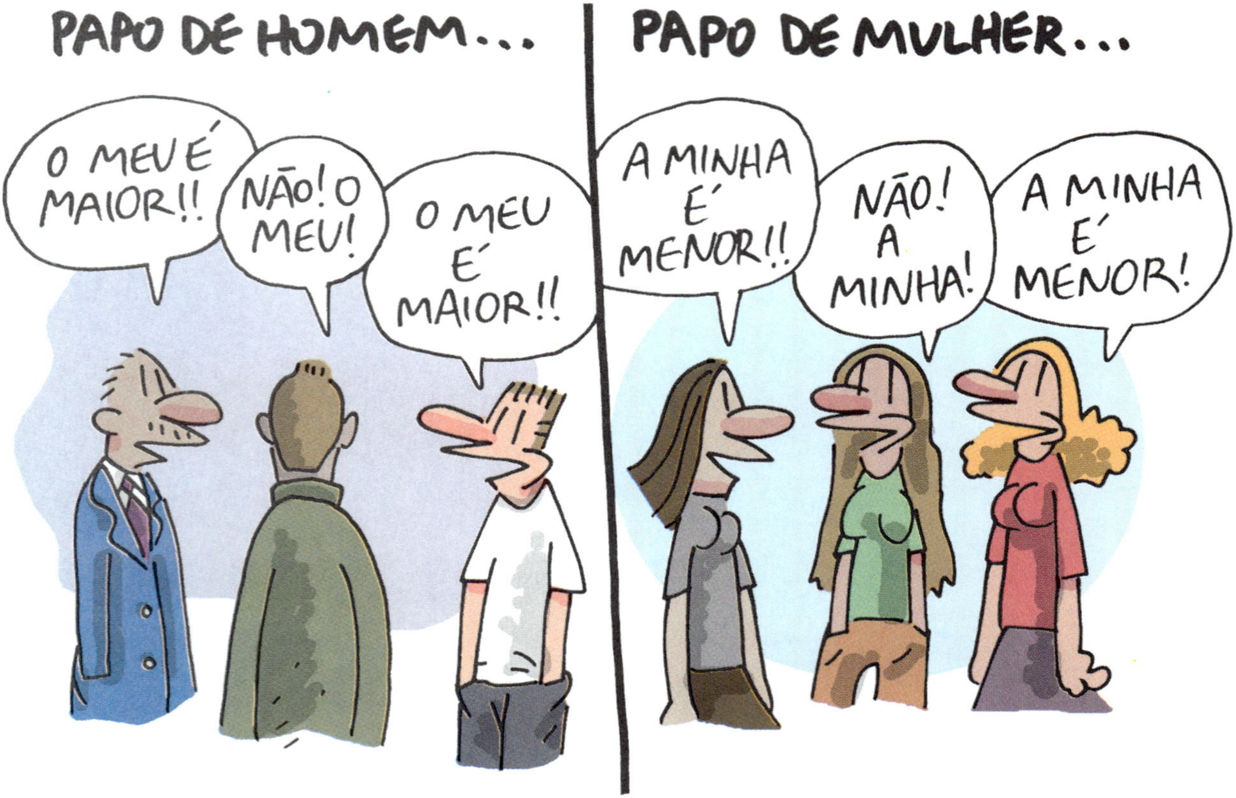
PAPO DE HOMEM...
O MEU É MAIOR!!
NÃO! O MEU!
O MEU É MAIOR!!
PAPO DE MULHER...
A MINHA É MENOR!!
NÃO! A MINHA!
A MINHA É MENOR!

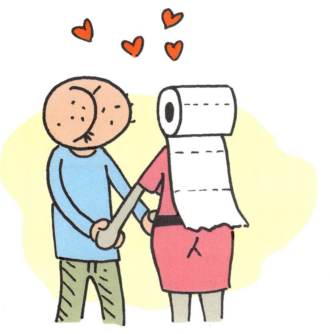

VOCÊ É *uma* pessoa ENGRAÇADA?

[ ] sim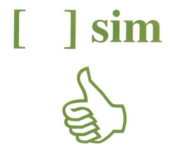

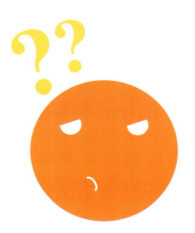

[ ] não

 **MULHERES**

50% 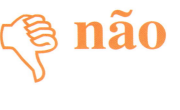 não

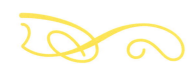 **HOMENS**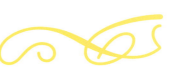

65% 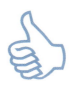 sim

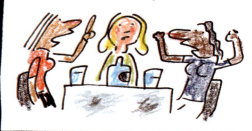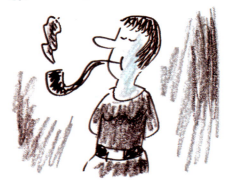

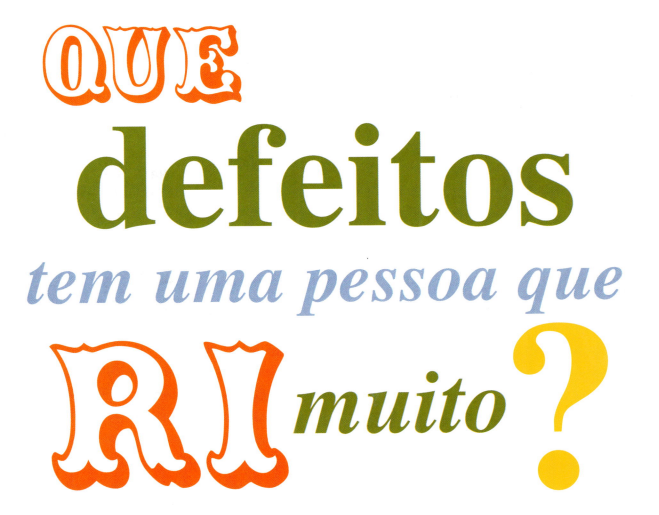

QUE defeitos tem uma pessoa que RI muito?

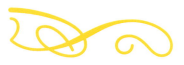 **HOMENS**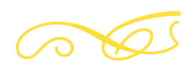

NENHUM

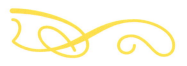 # MULHERES

✓ *inconveniente*
✓ *cansativa*
✓ *não leva nada a sério*
✓ *exagerada*
✓ *desesperada*
✓ *leva tudo na gozação*
✓ *forçada*
✓ *boba*
✓ *idiota*
✓ *escandalosa*

✓ *inoportuna*
✓ *desatenta*
✓ *ignorante*
✓ *boba alegre*
✓ *abobalhada*
✓ *não é levada a sério*
✓ *impulsiva*
✓ *falsa*
✓ *superficial*
✓ *leviana*

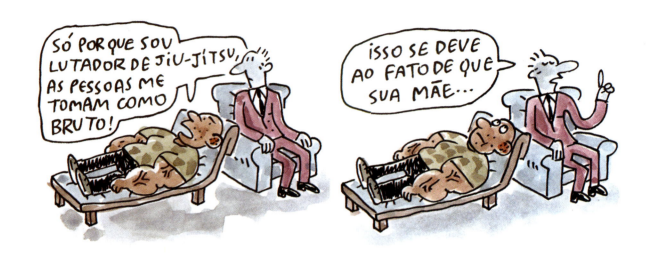
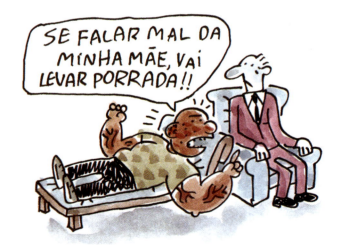

QUE qualidades

tem uma pessoa que não **RI**?

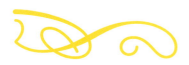 **HOMENS**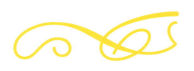

NENHUMA

MULHERES

COMPROMETIDA

SÉRIA

CONCENTRADA

OBSERVADORA

RESPEITADA

SÓBRIA

Antropóloga, 47 anos

Já morei em muitos países; estou morando há mais de dez anos no Texas. Acho que os brasileiros têm a habilidade de rir de si mesmos. Isso é definitivamente cultural. Existem muitos rituais coletivos onde rimos de nós mesmos, como o carnaval, as festas juninas. Os brasileiros são capazes de rir da própria herança cultural, da pobreza, da homossexualidade, de tudo.

Os rituais americanos são cheios de pompa e tradição. Os americanos jamais riem de si mesmos. Daí a praga do politicamente correto. Não se pode rir de mais nada, hoje, na América. Os brasileiros não se levam tão a sério. O americano está sempre tenso, preocupado com o que os outros vão pensar, se acha muito importante. Precisa ser sério para provar que tem valor. O brasileiro é muito mais relaxado, ele se autoironiza o tempo todo, zomba de si mesmo. Ele não tem vergonha de ser bobo e ridículo porque o mais importante para ele é ser feliz. Acho que os brasileiros têm a habilidade de rir de si mesmos.

Doutorando em ciências sociais, 32 anos

Todos os meus professores são extremamente sérios. Na graduação eu ainda podia rir um pouco, com os colegas. No mestrado, minha risada diminuiu e agora ela desapareceu. Parece que aquele que ri, no mundo acadêmico, é um idiota. Na graduação, tive um ou dois professores excelentes, extremamente dedicados e inteligentes, que usavam o humor para prender a nossa atenção. E funcionava muito bem. Agora sou obrigado a participar de aulas muito chatas, ler textos chatos e também me comportar como um chato. Ser acadêmico é viver de cara fechada e falar um monte de frases que ninguém entende. Só assim nos levam a sério.

Advogada, 45 anos

Não aguento mais ouvir meu marido dar exemplos de mulheres que são leves. Mulheres que gostam de rir e que sabem fazer os outros rirem. Mulheres que brincam de si mesmas, que não se levam tão a sério. Que têm prazer com a vida. Que sabem se divertir. Que são alegres, brincalhonas, agradáveis. Ele sempre diz que sou muito preocupada, tensa, estressada, intensa. Existe uma obrigação para as mulheres serem leves. Leves de quê? De corpo? De comportamento? De personalidade? Ele vive me acusando de ser difícil, complicada, controladora, exigente, e elogiando as mulheres leves, alegres, divertidas, agradáveis, relaxadas. O que isso quer dizer exatamente? Que eu devo ser uma imbecil que aceita todas as cagadas que ele faz com um sorriso?

Economista, 27 anos

Acho minha namorada linda. Acho até engraçado que ela tenta me mostrar que tem celulite, estria. Eu não consigo enxergar nada. O mais estranho é que ela não só quer que eu enxergue como quer que eu ache feio. Ela insiste tanto que eu vou acabar achando feio mesmo. Ela poderia aprender a rir de suas obsessões. Seria muito mais sedutor. Uma risada gostosa dá muito mais tesão do que um corpo perfeito. Eu associo humor com inteligência. Acho a mulher que não sabe rir de seus problemas muito burra, perco o tesão.

Dentista, 57 anos

Minha mulher tem um amigo de muitos anos. Eu tenho muito ciúmes deles dois, pois o tempo todo eles riem muito. Ela chora de rir com ele. Comigo isso nunca acontece. Tento fazer graça, contar piadas, e ela não acha a menor graça de mim. Mas basta eles se encontrarem, ela fica diferente, ri o tempo todo. É como se eles tivessem uma relação muito mais íntima do que eu tenho com ela, como se compartilhassem algo que é só deles e de mais ninguém. Eles se esquecem que eu existo, sou completamente ignorado. Eu me sinto o cocô do cavalo do bandido. Fico pê da vida e acabo brigando com ela, pois é como se ela estivesse me traindo cada vez que dá uma gargalhada com ele.

Jornalista, 27 anos

Eu prefiro mil vezes rir a transar. Para transar, tenho que estar arrumada, com lingerie sexy, depilada, cheirosa, fazer caras e bocas... Acertar e fazer o que o outro gosta. Ensinar o que eu gosto. Transar dá muito trabalho. É tudo muito ritualizado. Para rir basta uma boa companhia, uma piada e zombar de si mesmo. É muito mais fácil e não tem como errar. É uma questão de custo/benefício.

Nutricionista, 52 anos

Sabe aquela música do Tim Maia? "A semana inteira fiquei esperando, pra te ver sorrindo, pra te ver cantando, quando a gente ama não pensa em dinheiro só se quer amar... Não tenho dinheiro, quero amor sincero... eu só quero amar..." Eu sou assim: não quero dinheiro, só quero amar e dar muita risada. É a coisa mais importante da minha vida: o amor, os amigos e muita risada. Por isso só quero ao meu lado quem me faça rir muito. É a maior riqueza da minha vida.

Comissária de bordo, 52 anos

Eu acho graça de tudo, gosto muito de rir de mim mesma. Eu faço muita piada de mim. Sou desastrada, levo tombo, falo bobagem. Tenho um amigo que me faz chorar de rir, faço até xixi na calça de tanto rir. Quando eu rio de gargalhar eu sinto que rejuvenesço cinco anos. Dou uma gargalhada e vou para os 45 anos. Botox não deixa rir. É uma estupidez. Eu fico com ruga, mas fico feliz. Para mim, rir é uma terapia. E o melhor: é de graça. A graça é uma graça de graça!

Fotógrafo, 54 anos

Quem ri muito, esculpe as próprias rugas. Dá para fazer a leitura de como foi a vida de uma pessoa pelas suas rugas e marcas de expressão. Se ela foi amargurada, sua boca fica caída. Se ela riu muito, vai ter rugas lindas. Não importa a quantidade das rugas que se têm, mas a qualidade das rugas que foram construídas com as risadas. A risada dá um pé de galinha lindo. Uma mulher mais velha é linda quando ri muito. Eu me afasto das pessoas que não riem, especialmente das mulheres.

Analista de sistemas, 40 anos

Eu gosto de rir de bobeira. Meus amigos falam tanta bobagem. Estamos sempre juntos, rindo. Rimos fácil, rimos de nada e por nada. Falamos qualquer bobagem e rimos. A bobagem é que faz rir. Acho que as mulheres se "acham" muito, se levam muito mais a sério do que os homens. Como elas não liberam o riso, não liberam o sexo. Como você agrada o seu emocional? Rindo muito. Como uma mulher me agrada: me fazendo rir e rindo muito. A capacidade de rir e de fazer rir é a arma mais sedutora. Isso torna uma mulher inesquecível.

Médica, 63 anos

Sabe uma coisa que eu descobri tarde demais? A gente passa a vida inteira tentando agradar o outro: os filhos, o marido, os amigos. Só agora, depois de velha, descobri que tenho que aprender a agradar a mim mesma. Passei a vida inteira dependendo do olhar e da aprovação dos homens. Nunca fui realmente feliz e sempre me senti muito só. Estou tentando descobrir o que me faz feliz, as coisas que me fazem rir, como vou viver os poucos anos que me restam de uma forma realmente satisfatória. Estou tendo que aprender tudo de novo, descobrir quem eu sou, descobrir do que eu gosto. As coisas que me fazem rir me mostram o caminho que devo seguir daqui por diante.

Dê algumas DICAS *para* RIR +

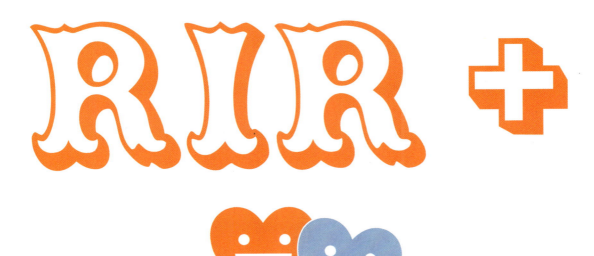

DICAS FEMININAS

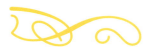 

- Comer mais chocolate
- Lembrar que rir faz bem à saúde
- Ser simples
- Lembrar que rir rejuvenesce
- Ser amante de alguém bem-humorado
- Sair mais
- Lembrar que os homens gostam das mulheres que riem mais
- Lembrar que rir mexe os músculos da face e retarda o aparecimento de sinais de envelhecimento
- Ser espontânea
- Não se preocupar com a autoimagem
- Ter mais prazer no dia a dia
- Não se cobrar tanto
- Não se preocupar tanto com os problemas
- Transformar tragédia em comédia
- Ser menos crítica com os outros e consigo mesma
- Assistir a filmes e shows divertidos
- Ter conversas descontraídas
- Pensar que cada dia pode ser o último

- Lembrar que rir é uma excelente terapia
- Não levar as coisas tão a sério
- Lembrar que homens preferem mulheres mais leves
- Casar com alguém bem-humorado
- Ler piadas
- Não se preocupar com a opinião dos outros
- Conviver mais com crianças
- Perder a vergonha
- Ter um caso com alguém bem-humorado
- Não se levar tão a sério
- Gostar mais de si mesma
- Fugir de pessoas pesadas
- Ficar com alguém bem-humorado
- Estar com pessoas divertidas e relaxadas
- Namorar com alguém bem-humorado
- Interpretar com humor as situações
- Ser mais leve
- Rir dos próprios defeitos

 # DICAS MASCULINAS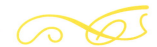

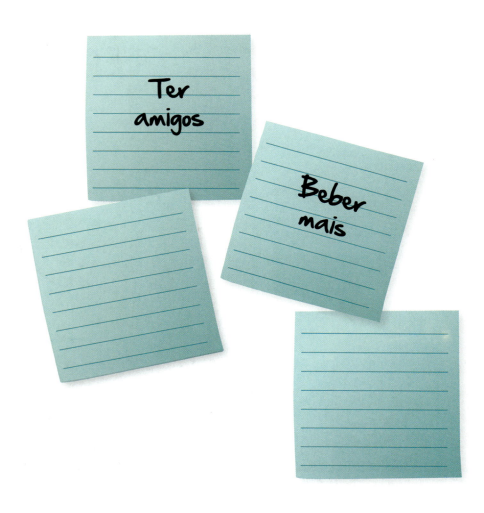

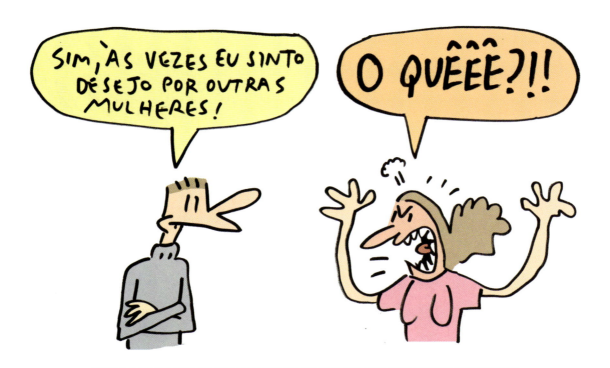

O AMOR NÃO PASSA DE UMA DESILUSÃO DE ÓTICA!

{ *conclusão* }

sem conclusão!

Desenhista, 46 anos

Minha mulher vive dizendo que sou infantil, bobo, imaturo. Que quero uma mãe, não uma mulher. As amigas dela dizem a mesma coisa de todos os homens. O engraçado é que nunca ouvi um só homem dizer que quer uma mãe. E elas nunca perguntaram para mim o que eu quero. Quem disse que eu quero uma mãe? Elas mesmas decidiram: os homens querem mãe. Ponto final! Elas dizem que não gostamos de discutir a relação. Mas como dá para discutir se elas já nos rotularam como bebês carentes? Elas se sentem superiores e acham que podem dizer o que é certo e errado em termos de comportamento, de maturidade, de afeto. O que eu quero é carinho, cuidado, compreensão. Uma mulher que me ame exatamente como eu sou. Não uma mulher que me critique o tempo todo e queira mudar tudo em mim: da roupa que eu uso até as piadas que eu gosto de fazer com meus amigos. Por que elas não aceitam que somos diferentes? Por que se acham melhores do que nós?

Professora, 55 anos

Eu quero me sentir especial, ser escutada com atenção, ser amada mesmo gordinha, com rugas e celulite. Quero sentir que sou a mulher mais gostosa do mundo para o meu marido, que ele tenha tesão só por mim. Quero que, para ele, e só para ele, eu seja a única mulher do mundo, que ele não se interesse por mais ninguém. Que me admire, me deseje, me respeite, me valorize. Não quero me sentir invisível no meio de mulheres mais interessantes ou desejadas. Quero ser a mulher mais importante na vida dele. É querer muito?

Antropóloga, 25 anos
(pesquisando homens e mulheres)

Homens querem compreensão, carinho, cuidado.

Mulheres querem reconhecimento, escuta, intimidade, visibilidade, sentirem-se únicas, especiais, inesquecíveis, insubstituíveis!
Querem tudo!

Homens e mulheres estão extremamente infelizes em suas relações amorosas.
Mas não querem ficar sozinhos.
São reincidentes: casam, separam, casam de novo....
Parece tão simples, mas que tal perguntar para o outro o que ele realmente quer?
E ouvir com atenção e carinho a resposta, sem julgar ou rotular?

A falta de compreensão e de escuta parece explicar grande parte das insatisfações masculinas e femininas.

Cartunista, 30 anos
(desenhando sacanagens)

Resumo da ópera: homens querem uma mãe (de preferência gostosa, mas se não tiver a gostosa serve qualquer uma).

Mulheres querem o cafajeste (basta mentir muito bem e fazer com que elas acreditem que são únicas).

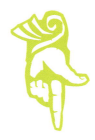

Será que ESTE é o melhor

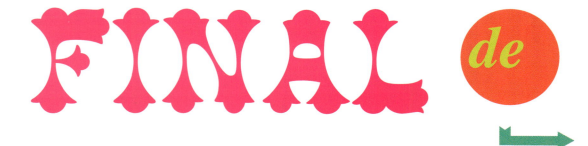

Tudo o que você não queria saber sobre

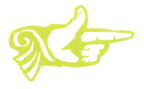

SEXO

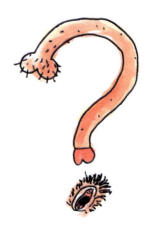

{   } sim

{   } lógico

{   } com certeza

{   } melhor impossível

{   } perfeito

{   } maravilhoso

{   } muito engraçado

{   } todas as respostas anteriores

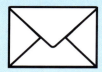

● **mirian** para adão   domingo   11 de dezembro de 2011   1:19h

Oi, Adão,
Tudo bem?
Estou aqui pensando em como terminar o nosso livro.
Depois de tantas reflexões sobre homens, mulheres, casamento, infidelidade etc etc etc sobre tudo o que nossos leitores NÃO queriam saber sobre sexo, como vamos concluir o livro?
Eu costumo dizer, em minhas aulas, palestras e textos, que homens e mulheres estão mais parecidos do que nunca, que até poderíamos falar em genderless, que as diferenças de gênero estão desaparecendo, que existem, cada vez mais, homens românticos e sensíveis, e mulheres competitivas e agressivas; homens fiéis querendo casar, e mulheres querendo sexo sem compromisso.
Costumo brincar e dizer que as diferenças entre homens e mulheres não chegam a 20 centímetros...
Também digo que, em um futuro próximo, como já previa Woody Allen no filme que inspirou nosso título, máquinas irão propiciar todo o prazer sexual que queremos.
Assim, eu poderia enxergar quem eu quisesse com um óculos especial e ouvir a voz do Brad Pitt sussurrando no ouvido esquerdo: "Mirian, eu te amo, você é a mulher mais linda do mundo", enquanto no ouvido direito a
Angelina Jolie diria "Mirian, não ligue para o Brad, eu te amo,
você é a mulher mais sexy do mundo".

Em inglês, é claro! Sem legendas! E sentir no corpo, por meio de eletrodos, os dois fazendo tudo o que é possível para conquistar a mulher mais linda e sexy do mundo que, lógico, seria eu.

Se cansar do Brad e da Angelina, poderia projetar inúmeras fantasias com Tim Robins e Susan Sarandon, Jeff Bridges e Michelle Pfeiffer, Vincent Cassel e Monica Bellucci.... Sexo seguro, variado e muito gostoso, pois eles realizariam todos os meus desejos (sem reclamar!).

Isso não é ficção científica. Já existem muitos homens e mulheres encontrando tudo o que querem nas telas de um computador. Não é apenas o futuro, é o presente de muitos.

E, acredite, nossos netos ainda dirão: "Nossa, como eles eram primitivos... para ter algum tipo de prazer sexual precisavam fazer coisas com tanto suor, esforço, doenças, complicações, dores, cheiros desagradáveis, erros de pontaria, mulheres fingindo ter orgasmos com suspiros e gritinhos histéricos, homens acreditando em gritinhos histéricos. Como eles eram primitivos e ridículos!!!! Disgusting!!!!!"

Enfim, Adão, espero que os nossos leitores tenham se divertido muito com o livro. Tomara que você consiga comprar uma mansão maior do que a da Maitena e que eu encontre um massagista maravilhoso, que faça massagem nos meus pés o dia inteiro (sem reclamar!).

Se o nosso livro for um sucesso, podemos produzir uma série:

Tudo o que você NÃO queria saber sobre sexo 2: o retorno;

Tudo o que você NÃO queria saber sobre sexo 3: a revanche;

Tudo o que você NÃO queria saber sobre sexo 4: a batalha final.

Quem sabe?

Foi uma delícia trabalhar com você.

Um beijo,

Mirian

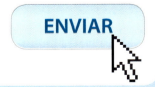

DEVIDO AO SUCESSO RETUMBANTE DESTE LIVRO, COM O DINHEIRO DOS DIREITOS AUTORAIS, OS AUTORES PUDERAM REALIZAR SEUS SONHOS:

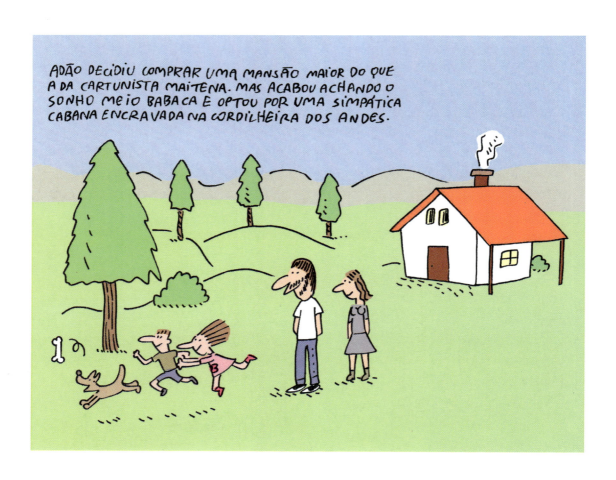

ADÃO DECIDIU COMPRAR UMA MANSÃO MAIOR DO QUE A DA CARTUNISTA MAITENA. MAS ACABOU ACHANDO O SONHO MEIO BABACA E OPTOU POR UMA SIMPÁTICA CABANA ENCRAVADA NA CORDILHEIRA DOS ANDES.

MIRIAN CONTRATOU UM EXÉRCITO DE MASSAGISTAS FORMOSOS, GOSTOSOS E EXPERTS NA ARTE DA MASSAGEM. AGORA, ELA PASSA AS TARDES DEITADA, BESUNTADA E PENSANDO NO NADA.

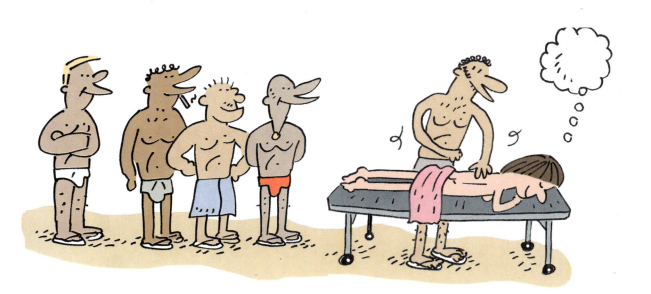

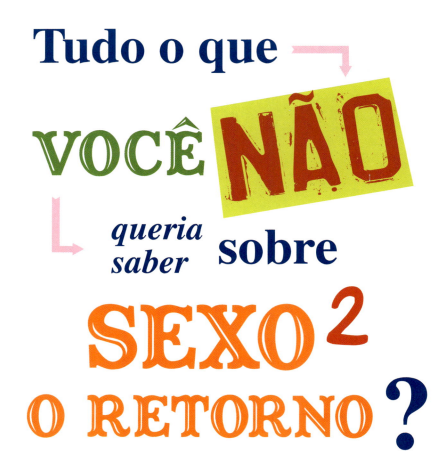

1. _____

2. _____

3. _____

4. _____

5. _____

6. _____

7. _____

8. _____

9. _____

10. _____

CIP-BRASIL. CATALOGAÇÃO NA FONTE
SINDICATO NACIONAL DOS EDITORES DE LIVROS, RJ

G566t

Goldenberg, Mirian
 Tudo o que você não queria saber sobre sexo / Mirian Goldenberg, Adão Iturrusgarai. - Rio de Janeiro : Record, 2012.

 ISBN 978-85-01-09586-2

 1. Relação homem-mulher - Humor, sátira, etc. 2. Sexo - Humor, sátira, etc. I. Iturrusgarai, Adão. II. Título.

12-0703.   CDD: 306.7
                          CDU: 392.6

Copyright © by Mirian Goldenberg e Adão Iturrusgarai, 2012

Design de capa e miolo: Tita Nigrí
Estagiária de design: Ana Clara Miranda

Texto revisado segundo o novo Acordo Ortográfico da Língua Portuguesa
Direitos exclusivos desta edição reservados pela
EDITORA RECORD LTDA.
Rua Argentina 171 - 20921-380 - Rio de Janeiro, RJ - Tel.: 2585-2000

Impresso no Brasil

ISBN 978-85-01-09586-2

Seja um leitor preferencial Record.
Cadastre-se e receba informações sobre nossos lançamentos e nossas promoções.

Atendimento e venda direta ao leitor:
mdireto@record.com.br ou (21) 2585-2002.

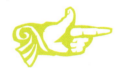 www.miriangoldenberg.com.br
http://adao.blog.uol.com.br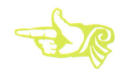

Este livro foi composto nas tipologias:
Carnival, Cottonwood, Times, Futura, Capitain Howdy, Viva,
Misproject, F25 Executive e Hand of Sean.
Impresso em papel couché fosco 115 g/m² na gráfica Sermograf.